Nimmi P
Rachana V Prabhu
Prashanth Shenoy

CONCEITOS ACTUAIS DE QUIMIOPREVENÇÃO DO CANCRO ORAL

Nimmi P
Rachana V Prabhu
Prashanth Shenoy

CONCEITOS ACTUAIS DE QUIMIOPREVENÇÃO DO CANCRO ORAL

ScienciaScripts

Imprint

Cover image: www.ingimage.com

This book is a translation from the original published under ISBN 978-620-7-65058-3.

Publisher:
Sciencia Scripts
is a trademark of
Dodo Books Indian Ocean Ltd. and OmniScriptum S.R.L publishing group

120 High Road, East Finchley, London, N2 9ED, United Kingdom
Str. Armeneasca 28/1, office 1, Chisinau MD-2012, Republic of Moldova, Europe
Printed at: see last page
ISBN: 978-620-8-29379-6

CONCEITOS ACTUAIS DE QUIMIOPREVENÇÃO DO CANCRO ORAL

ÍNDICE

INTRODUÇÃO

O cancro oral a nível mundial está a criar uma situação alarmante e é uma questão de preocupação global, uma vez que é o 11th carcinoma mais comum em todo o mundo. Aproximadamente 90% do total de tumores malignos orais são carcinomas de células escamosas.[1] 75% dos cancros orais estão relacionados com as escolhas de estilo de vida.[1] A base etiológica do cancro oral é o consumo de tabaco, o tabagismo, o tabaco sem combustão (rapé ou tabaco de mascar), o álcool, o consumo de noz de areca, a exposição excessiva à luz solar e o vírus do papiloma humano (HPV). [1]A ocorrência de cancro oral é elevada em países como a Índia, Taiwan, Sri Lanka, Paquistão e Bangladesh. Aproximadamente 25% de todos os casos futuros são de cancro oral nestes países e são sobretudo observados em homens.[2] A distribuição do cancro oral é de aproximadamente 32% na mucosa bucal, 22% na língua, 11% no lábio inferior, 11% no palato, 8% no vestíbulo, 5% no alvéolo, 5% no pavimento da boca e 3% na gengiva.[3]

O cancro oral é uma doença evitável, em que o tabaco e o álcool - considerados os principais factoresde risco - estão presentes em 90% dos casos[4] , tendo ambos um efeito sinérgico[5] . O risco de desenvolver cancro oral é 3 vezes maior nos fumadores do que nos não fumadores.[6] O fumo do cigarro enfraquece a imunidade na cavidade oral. Este fumo contém vários elementos que promovem o cancro, coletivamente designados por pré-carcinogéneos. O álcool (etanol) pode atuar como um fator de risco tanto a nível local como sistémico, provocando um aumento da permeabilidade da mucosa oral, dissolvendo os lípidos componentes do epitélio, atrofia epitelial, interferência na síntese e reparação do ADN. Tem também efeitos genotóxicos e mutagénicos, causando diminuição do fluxo salivar, afecta a capacidade do fígado para lidar com compostos tóxicos ou potencialmente cancerígenos. O consumo crónico de álcool está associado a um comprometimento da imunidade inata e adquirida, resultando numa maior suscetibilidade a infecções e neoplasias.[7] As manifestações clínicas do cancro oral e os efeitos do tratamento podem ter efeitos negativos na qualidade de vida do doente. Os doentes podem apresentar disfunções significativas ao nível da fala, da deglutição, com alteração da aparência estética, e deficiência sensorial, bem como dor crónica. Todos estes factores, quando combinados, conduzem a uma má saúde mental.[7]

A gestão de todos os cancros da cavidade oral deve ser feita por uma Equipa Multidisciplinar de Oncologia da Cabeça e Pescoço. Existem muitos clínicos diferentes que fazem parte da Equipa Multidisciplinar de Cabeça e Pescoço (H&N MDT), e estes incluem cirurgiões orais e maxilofaciais, cirurgiões de ouvido, nariz e garganta e cirurgiões plásticos e reconstrutivos, oncologistas de radiação, oncologistas médicos, radiologistas, patologistas anatómicos, anestesistas, terapeutas da fala e da linguagem, nutricionistas, enfermeiros de cabeça e pescoço, fisioterapeutas, especialistas em medicina oral, protésicos, dentistas com necessidades especiais, protésicos faciais e assistentes sociais. A gestão dos cancros da cavidade oral é complexa, devido às implicações funcionais e estéticas do tratamento de tumores nesta região. A respiração, a fala, a deglutição, a visão, o olfato, o paladar, a mastigação e a função dos maxilares são apenas algumas das funções críticas da cabeça e do pescoço que podem ser afectadas, temporária ou permanentemente, pelo tumor ou pelo seu tratamento. Além disso, a nossa estética facial e dentária é importante para a forma como somos vistos pelos outros; a autoestima e a auto-confiança podem ser gravemente afectadas pelo próprio tumor e/ou pelo seu tratamento. Os dentistas desempenham um papel fundamental na gestão do cancro oral, desde a deteção de lesões pré-malignas, à deteção precoce do cancro oral, à gestão da dentição do doente com cancro oral antes e depois do tratamento definitivo, à vigilância de tumores primários recorrentes ou novos, em conjunto com o especialista responsável pelo tratamento, e à reabilitação de dentes perdidos, em conjunto com o cirurgião maxilofacial e o protésico responsável pelo tratamento. Apenas se registaram ligeiras melhorias na diminuição da morbilidade e mortalidade desta doença letal, uma vez que constitui a principal causa de morte em todo o mundo. A tumorigénese é um processo de múltiplos passos que foi decifrado a partir de várias investigações pré-clínicas e clínicas generalizadas, o que levou à constatação de que a maioria das doenças malignas humanas tem de ser combatida em várias faces.[8]

NÍVEIS DE PREVENÇÃO

A prevenção do cancro oral pode ser amplamente dividida em três fases, que incluem **os níveis primário, secundário e terciário de prevenção.**[9]

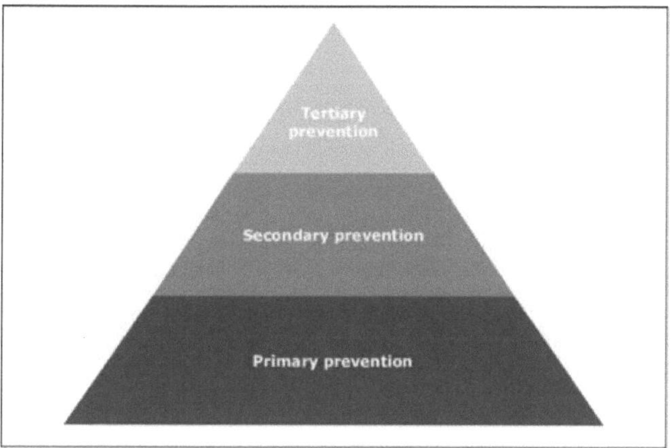

FIG. 1: NÍVEIS DE PREVENÇÃO

A prevenção primária consiste em parar a exposição a factores de risco, como o tabaco, e inclui a educação da população em geral sobre os potenciais efeitos nocivos associados ao tabaco e também a formação de médicos para aconselharem os doentes sobre os factores de risco associados ao cancro oral.[10]

Existem dois aspectos principais do programa de prevenção primária, a saber

1) Legislação

2) Educação

Deveria ser adoptada **legislação** para controlar a venda de tabaco e colocar sinais de advertência sanitária em todos os locais onde os produtos do tabaco são vendidos e colocar sinais de advertência sanitária nos maços que contêm esses produtos

O programa **educativo** deve combinar várias técnicas, tais como a comunicação pessoa-a-pessoa, a comunicação pessoa-a-grupo e os meios de comunicação social.[11]

Prevenção **secundária**

Envolve doentes que têm lesões potencialmente malignas conhecidas (ou seja, leucoplasia oral) e tenta evitar a progressão das lesões pré-malignas para cancros, refere-se ao diagnóstico e à intervenção precoces, que incluem o reconhecimento e o tratamento precoces das lesões pré-malignas. Os esforços para a deteção precoce podem assumir muitas formas. A forma mais simples é educar e encorajar os indivíduos a examinarem a sua própria boca, ou seja, o auto-exame. Os agentes quimiopreventivos são dirigidos para a fase de prevenção secundária, em que a ação adequada pode ser dirigida para lesões precursoras precoces como a leucoplasia. A intervenção nesta fase reduzirá a morbilidade e a mortalidade associadas ao cancro oral e também não aumentará os encargos financeiros dos doentes.[12]

Prevenção **terciária**

centra-se na prevenção de segundos tumores primários (SPT) em doentes tratados contra o cancro ou os seus estados precursores. A prevenção terciária envolve a redução das complicações, a prevenção de novas disfunções e a redução das complicações a longo prazo da doença, incluindo problemas de fala, dentários e de deglutição.[13]

QUIMIOPREVENÇÃO DO CANCRO ORAL

O cancro é uma doença cada vez mais prevalente a nível mundial, responsável por uma enorme morbilidade e mortalidade. Existem várias opções de tratamento, incluindo cirurgia, radioterapia e quimioterapia, que são utilizadas isoladamente ou em combinação, consoante a fase clínica da doença. Nas últimas duas décadas, registaram-se melhorias no tratamento do cancro, com medicamentos mais eficazes, com melhores opções de segurança e orientados para alvos específicos. Apesar dos progressos registados, os efeitos secundários desnecessários constituem um problema importante. A incidência do cancro oral está a aumentar em todo o mundo, tal como os custos dos novos tratamentos. Por conseguinte, a melhor intervenção seria a prevenção. Alguns destes tratamentos dispendiosos poderiam ser evitados se o desenvolvimento do cancro pudesse ser prevenido ou reduzido, beneficiando os prestadores de cuidados de saúde a nível mundial ao prevenir ou diminuir o aparecimento do cancro. Há um velho ditado que diz que "mais vale prevenir do que remediar" e que é apropriado na perspetiva do cancro oral, uma vez que as terapias curativas podem estar associadas a complicações orais graves. A quimioprevenção é definida como a administração de agente(s) para bloquear ou inverter a carcinogénese.[12] A quimioprevenção no cancro oral tem sido orientada para a reversão de lesões pré-malignas e para a prevenção de segundos tumores primários (SPT). **A quimioprevenção do cancro, tal como definida pela primeira vez em 1976 por Sporn, é a utilização de agentes químicos naturais, sintéticos ou biológicos para inverter, suprimir ou prevenir a progressão carcinogénica.** [14] De facto, um agente quimiopreventivo potente intervém prematuramente no processo de carcinogénese para erradicar as células pré-malignas, de modo a que não haja qualquer hipótese de malignidade, ou para impedir que as células normais sofram uma conversão. O cancro oral é um modelo ideal para considerar estratégias de quimioprevenção pelas seguintes razões

- Tem factores etiológicos conhecidos, nomeadamente o tabaco, o álcool, a mastigação de noz de bétel e os vírus
- Tem um modelo de progressão tumoral bem definido, no qual o cancro progride de epitélio normal para displasia ligeira, moderada e grave, para carcinoma *in situ* e cancro francamente invasivo.[12]
- Existe uma forte associação comprovada com lesões pré-malignas estabelecidas, como a leucoplasia, a eritroplasia e a fibrose submucosa oral.[12]
- As lesões podem ser eficazmente rastreadas e podem ser submetidas a um exame histopatológico antes e depois da utilização de agentes quimiopreventivos.[12]

A quimioprevenção engloba três tipos [15]

Quimioprevenção primária

Prevenção do desenvolvimento de lesões pré-cancerosas e do cancro através da orientação para grupos de alto risco da população. Outra estratégia poderia consistir em reduzir ou evitar completamente o contacto com agentes cancerígenos e em modificar o estilo de vida, como deixar de fumar, etc.

Quimioprevenção secundária

A evolução das lesões pré-cancerosas para cancro é impedida através do bloqueio, da inversão ou da supressão da transformação do cancro em malignidade.

Quimioprevenção **terciária**

A reincidência do cancro é evitada

Foram envidados esforços ilimitados na investigação básica e clínica sobre o cancro, que resultaram em opções de gestão do tratamento do cancro. Benjamin Franklin citou o facto de que um anúncio de prevenção é muito mais significativo do que uma libra de cura. Por outro lado, a atenção dada à prevenção do cancro está também a evoluir, tendo-se registado progressos substanciais no domínio da quimioprevenção nos últimos 30 anos.[15]

RAZÕES PARA A QUIMIOPREVENÇÃO DO CANCRO ORAL

A multiplicidade do processo de carcinogénese oral, juntamente com o conceito de campo de cancerização e de Tumores Primários Secundários (TPS), torna difícil interromper a progressão do cancro oral através da remoção cirúrgica de uma doença potencialmente maligna. Isto exige uma necessidade urgente de aumentar a prevenção do cancro oral. Neste contexto, o sucesso de vários ensaios clínicos, bem como a investigação básica, sugerem que a quimioprevenção é uma estratégia apelativa.[16]

A justificação para a quimioprevenção farmacológica em doentes com risco de desenvolvimento de cancro invasivo baseia-se em dois factores,[16]

1. Cancerização do campo - Os doentes com cancro da cabeça e do pescoço têm uma predileção pelo desenvolvimento de cancro em toda a mucosa orofaríngea. Não é claro se isto também é verdade para os tumores orofaríngeos associados ao papilomavírus humano (HPV)

2. Carcinogénese em várias etapas - Os cancros de células escamosas da cabeça e do pescoço resultam de um processo em várias etapas com fases intermédias definidas, que conduzem a um cancro totalmente transformado, invasivo e metastático.

A quimioprevenção é um componente vital da fase de prevenção secundária e a sua ação pode ser dirigida a doenças potencialmente malignas, a fim de reduzir a morbilidade e a mortalidade associadas ao cancro oral. As doenças potencialmente malignas são facilmente acessíveis ao exame visual, à recolha de amostras para diagnóstico e à avaliação da resposta ao tratamento, o que as torna um modelo ideal para experimentar estratégias de quimioprevenção.[16] Além disso, o cancro oral tem um modelo de progressão tumoral bem definido, no qual o cancro progride do epitélio normal para a displasia ligeira, moderada e grave, para o carcinoma in situ e para o cancro francamente invasivo.[16] Consequentemente, os agentes quimiopreventivos podem ser direcionados para vários níveis, para além do normal, para impedir a progressão de uma lesão displásica para carcinoma. Além disso, uma vez que é amplamente aceite que uma lesão displásica comporta um maior risco de transformação maligna do que uma lesão não displásica, as lesões podem ser eficazmente rastreadas em todas as fases e pode ser efectuada uma biopsia para estudo histopatológico antes e depois da utilização de agentes quimiopreventivos. Recentemente, a abordagem molecular orientada que inclui o gene H-ras, os inibidores do recetor do fator de crescimento epidérmico (EGFR), os compostos alvo do gene p53, os inibidores da ciclo-oxigenase-2 (COX-2) e o NF-κB são o ponto central da investigação. A prevenção através da quimioprevenção é uma estratégia amplamente estudada e continua a ser promissora como forma de diminuir a morbilidade e a mortalidade associadas ao cancro oral.[16]

CARACTERÍSTICAS DE UM AGENTE QUIMIOPREVENTIVO IDEAL

Espera-se que um composto quimiopreventivo ideal actue na fase inicial da carcinogénese para remover as células pré-malignas de modo a que a malignidade não seja adquirida. Fazem-no impedindo ou interferindo na promoção ou progressão de células pré-malignas ou malignas através da modulação da proliferação ou diferenciação celular.[8]

- Deve ter uma excelente biodisponibilidade no local visado, com mais do que um mecanismo de ação, para que possa combater a doença em várias frentes.[15]
- Deve ser potente e eficaz, facilmente administrável, acessível, menos tóxico e disponível.[15]
- Os estudos epidemiológicos e a exposição a longo prazo de compostos dietéticos a seres humanos que revelam ausência de toxicidade tornam-nos compostos ideais para utilização.[15]
- Estes agentes dietéticos podem retardar ou prevenir o processo de carcinogénese através de múltiplos mecanismos, nomeadamente,[15]

❖ Melhoria da desintoxicação dos intermediários carcinogénicos através da indução da fase II do metabolismo dos medicamentos

❖ Supressão da função das monooxigenases dependentes do citocromo P450, resultando numa redução da ativação carcinogénica

❖ Perturbações nos eventos do ciclo celular

❖ Promoção da apoptose de forma selectiva em células cancerosas ou pré-cancerosas

❖ Supressão da angiogénese e das metástases

Os compostos dietéticos que medeiam a apoptose podem ter um efeito vital na carcinogénese, uma vez que a apoptose constitui um método fisiológico para erradicar as células anormais. As intervenções dietéticas podem estimular a apoptose em células pré-cancerosas, propondo que esta pode ser um mecanismo plausível de defesa contra o cancro. A apoptose pode também danificar as células iniciadas antes da sua conversão em estado maligno e posterior progressão. [15]

CLASSIFICAÇÃO DOS AGENTES QUIMIOPREVENTIVOS

Os agentes quimiopreventivos são os produtos químicos ou substâncias com propriedades anticancerígenas que impedem a carcinogénese, quer bloqueando os danos no ADN na fase de iniciação, quer travando ou invertendo os processos nas fases de promoção e progressão.[17] Um agente quimiopreventivo eficaz pode impedir as fases iniciais da carcinogénese e erradicar as células pré-malignas antes da sua malignidade. A maioria dos compostos utilizados nos estudos de quimioprevenção do cancro são fitoquímicos naturais que estão presentes nos alimentos.[18] Wattenberg classificou os agentes quimiopreventivos em duas categorias, com base nas fases de inibição, como agentes bloqueadores e agentes supressores.[19] Os agentes bloqueadores impedem a ativação metabólica ou a interação com o ADN, o ARN e as proteínas nas fases de iniciação e, por conseguinte, impedem que os agentes cancerígenos atinjam os locais-alvo. Os agentes supressores impedem a conversão de células iniciadas em células malignas na fase de promoção ou progressão. Mais alguns agentes actuam nas três fases da carcinogénese e, por conseguinte, são classificados em ambas as categorias.[20] O cancro é um processo com várias etapas que ocorre ao longo de um extenso período de tempo; consequentemente, existem várias fases plausíveis em que pode ser inibido, abrandado ou mesmo invertido. Wattenberg classificou os agentes quimiopreventivos em dois tipos principais.[19]

Classificação farmacológica e química estrutural de agentes quimiopreventivos promissores,

1. Agentes antimutagénicos/bloqueadores de carcinogénios

- Indutores de enzimas metabólicas de fase II

- N-acetil-L-cisteína

- Polifenóis

- Curcumina, dehidroepiandrosterona (DHEA)

2. Antiproliferativo

- Retinóides/Carotenóides: β-caroteno, ácido 13-cis-retinóico, vitamina A.

- Inibidores da glucose-6-fosfato desidrogenase

- Aspirina

3. Antioxidantes

Pode também ser classificada em quatro categorias: agentes quimiopreventivos hormonais, medicamentos, agentes relacionados com a dieta e vacinas.[21]

1. Agentes hormonais de prevenção da quimioterapia: Incluem os antiestrogénios, que incluem dois inibidores, como os moduladores selectivos dos receptores de estrogénio e os inibidores da aromatase, e os antiandrogénios. Os agentes antiestrogénicos, como o tamoxifeno e o raloxifeno, e os inibidores da aromatase, como o exemestano e o anastrozol, foram eficazes na redução do risco de cancro da mama invasivo em mulheres pós-menopáusicas. Os agentes antiandrogénicos, como a finasterida e a dutasterida, foram mais frequentemente utilizados para o tratamento do cancro da próstata. [22]

2. Medicamentos: Os medicamentos incluem AINEs, como a aspirina e a indometacina; estatinas, como a lovastatina e a atorvastatina; e medicamentos antidiabéticos, como a metformina. [22]

3. Agentes relacionados com a dieta: Os compostos derivados da alimentação incluem polifenóis (polifenóis do chá verde, flavonóides da soja, quercetina, resveratrol e curcumina), ácidos gordos polinsaturados, carotenóides (beta-caroteno e licopeno), vitaminas (E, C ou ácido fólico) e minerais (Se e Zn) e fibra alimentar. [22]

4. Vacinas: Várias infecções têm sido associadas a um maior risco de cancro. No entanto, apenas as vacinas contra o vírus da hepatite B e o HPV são atualmente utilizadas na prática clínica para a prevenção do cancro. [22]

<u>Antimutagénicos/agentes bloqueadores de carcinogénios</u>

Os agentes bloqueadores podem ser definidos como os agentes que impedem os carcinogéneos de atingirem ou reagirem com locais-alvo críticos, ou seja, impedem o início da carcinogénese, quer restringindo a formação de carcinogéneos a partir de moléculas precursoras, quer impedindo que as espécies electrofílicas e carcinogéneas finais interajam com moléculas-alvo celulares críticas, como o ADN, o ARN e as proteínas.[19] O início da carcinogénese, que envolve danos no ADN, pode ser evitado ou reduzido por agentes bloqueadores que são principalmente eficazes se forem tomados antes da exposição ao carcinogéneo,

- Indutores de enzimas metabólicas de fase II

- N-acetil-L-cisteína

- Polifenóis

- Curcumina, dehidroepiandrosterona (DHEA)

Agentes antiproliferativos/ supressores

Os agentes supressores são aqueles que impedem a evolução do processo pré-neoplásico. Dado que as fases de iniciação e de progressão são acontecimentos relativamente transitórios e permanentes, parece razoável que os agentes quimiopreventivos intervenham na fase de promoção prodrómica. Actuam no processo de carcinogénese, sobretudo na fase de promoção ou de progressão. Por conseguinte, existe uma enorme perspetiva de suprimir o seu desenvolvimento. Os agentes supressores inibem o metabolismo das poliaminas e a atividade dos oncogenes, induzem a diferenciação celular terminal, modulam a transdução de sinais e a atividade dos factores hormonais ou de crescimento, promovem a comunicação intercelular, restabelecem a resposta imunitária, induzem a apoptose, corrigem os desequilíbrios de metilação do ADN e inibem a degradação da membrana basal e o metabolismo do ácido araquidónico.[8] Reduzem as consequências da expressão genética alterada, diminuindo a proliferação de células iniciadas ou mantêm o processo de apoptose a níveis normais, impedindo assim a acumulação de células danificadas ou iniciadas.[23] vários agentes supressores são,

- Retinóides/Carotenóides: β-caroteno, 13-cis-retinóico

ácido, vitamina A.

- Inibidores da glucose-6-fosfato desidrogenase

- Aspirina

Antioxidantes

O stress oxidativo produzido como resultado de espécies reactivas de oxigénio pode resultar em disfunções no crescimento, diferenciação e morte das células, o que ocorre frequentemente em colaboração com mutações do ADN e, finalmente, resulta no desenvolvimento de cancro. Foi referido que os fitoquímicos com potencial antioxidante exercem os seus efeitos através da absorção de electrões e radicais livres. Observou-se que os compostos com grupos hidroxilo ligados a anéis aromáticos criam um ambiente rico em electrões que retêm os ROS, impedindo-os assim de reagir com os centros nucleofílicos das proteínas celulares e do ADN.[24] Os antioxidantes que visam os radicais livres produzidos pelo metabolismo normal do oxigénio ou durante as respostas inflamatórias estão a ser alvo de antioxidantes.

PAPEL DOS BIOMARCADORES CELULARES E MOLECULARES NA QUIMIOPREVENÇÃO

Os agentes quimiopreventivos regulam os acontecimentos celulares e moleculares através da modulação das enzimas metabolizadoras de fase I e de fase II, induzindo a reparação do ADN e inibindo o crescimento e a progressão do ciclo celular, a diferenciação e a apoptose, a modulação da atividade das hormonas de crescimento, os ligandos dos receptores nucleares e a alteração da estrutura da cromatina. Foram efectuados vários estudos para avaliar os mecanismos moleculares dos agentes quimiopreventivos[15]

Modulação de enzimas de fase I e II por agentes quimiopreventivos

As substâncias químicas exógenas e os xenobióticos são metabolizados no organismo geralmente através dos metabolismos de fase I e de fase II. Fazem-no através da ativação de reacções do metabolismo de fase I que envolvem a ativação de procarcinogéneos em carcinogéneos altamente reactivos ou a desintoxicação pelo metabolismo de fase II que envolve o processo de conjugação em que a polaridade dos compostos aumenta, facilitando assim o processo de eliminação. O equilíbrio fisiológico destas enzimas metabolizadoras de fármacos entre as reacções de competição, ativação e desintoxicação ilustra a sensibilidade de um indivíduo aos carcinogéneos. Assim, os fitoquímicos que modificam as enzimas da fase I e da fase II proporcionam proteção contra os danos celulares induzidos pelos carcinogéneos.[24]

Atividade antioxidante de agentes quimiopreventivos

O stress oxidativo produzido como resultado de espécies reactivas de oxigénio (ROS) pode resultar em disfunções no crescimento, diferenciação e morte das células, o que ocorre frequentemente em colaboração com mutações do ADN e resulta finalmente no desenvolvimento de cancro. Foi referido que

que os fitoquímicos com potencial antioxidante exercem os seus efeitos através da absorção de electrões e radicais livres. Observou-se que os compostos com grupos hidroxilo ligados a anéis aromáticos criam um ambiente rico em electrões que retém os ROS, impedindo-os assim de reagir com os centros nucleofílicos das proteínas celulares e do ADN.[25] Os antioxidantes têm como alvo os radicais livres produzidos pelo metabolismo normal do oxigénio ou durante as respostas inflamatórias. Os ERO podem conter números ímpares de electrões, por exemplo, superóxido (O2-), hidroxilo (OH-), hidroperoxilo (HOO-), peroxilo (ROO-) e radicais livres de alcoxilo (RO), ou números pares de electrões, como o peróxido de hidrogénio (H2O2) e o hidroperóxido de lípidos (ROOH). O NFκB, um fator de transcrição sensível à redox, pode ser alvo dos antioxidantes porque a sua ativação promove a transcrição de genes que estão envolvidos na progressão do ciclo celular e na proliferação celular.[25]

Ação anti-inflamatória dos agentes quimiopreventivos

Os agentes quimiopreventivos com propriedades anti-inflamatórias podem ter como alvo a via dependente do ácido araquidónico ou a via independente do ácido araquidónico. A via dependente do ácido araquidónico inclui a COX, a lipoxigenase (LOX) e a fosfolipase A2, enquanto a via independente do ácido araquidónico inclui a NOS, a LOX, o recetor ativado pelo proliferador do peroxissoma (PPAR), o gene 1 ativado por AINE (NAG-1) e o NFκB.[26] Existe uma associação entre o metabolismo do ácido araquidónico e a inflamação. O ácido araquidónico é principalmente catalisado pela COX, LOX e CYP P450 em metabolitos eicosanóides, que são mediadores de sinalização lipídica que desempenham um papel vital em várias condições fisiopatológicas. Foram identificados como carcinogéneos activos ou promotores de tumores.[27] O modo de ação mais importante dos fármacos anti-inflamatórios sintéticos ou dos compostos naturais depende da sua capacidade de obstruir a atividade das enzimas COX. A COX-2 é a forma induzível da COX que contribui para várias reacções inflamatórias e proliferativas. [28]Os agentes anti-inflamatórios também têm como alvo mediadores pró-inflamatórios, como factores de crescimento (EGF, TGFβ e VEGF), citocinas (TNF-α e IL-6), oncogenes e outros factores que induzem a expressão da COX, e os produtos das vias da COX e da LOX, como as prostaglandinas, o tromboxano e os leucotrienos, também são alvo de agentes anti-inflamatórios.[29]

Modulação das vias de sinalização celular por agentes quimiopreventivos

A sinalização celular é uma intrincada rede de comunicação de sinais nas células que controla actividades biológicas indispensáveis e organiza eventos celulares. O crescimento das células cancerosas depende de várias vias. Há uma alteração na estrutura das proteínas devido a mutações ou defeitos dos genes que influenciam a forma como as células comunicam entre si. Foi referido que os agentes quimiopreventivos, como as isoflavonas da soja, incluindo a genisteína e a daidzeína, e o indol-3-carbinol (I3C) e o seu produto dimérico 3,3-diindolilmetano (DIM) dos vegetais crucíferos, têm como alvo as vias NFκB e fosfoinositídeo 3-quinase (PI3K)/Akt e MAPK.[30] Os alvos celulares como a proliferação celular, a apoptose, a inflamação e a resposta ao stress no âmbito da via NFκB são controlados por NFκB, IκB e IKK; a via Akt é activada pela quinase 1 dependente do fosfoinositídeo (PDK1) e pela PDK2, que desempenham um papel considerável na sobrevivência das células. As vias MAPK consistem num núcleo de cinase de três níveis em que uma cinase MAPK (MAP3K) ativa uma cinase MAPK (MAP2K) que, por sua vez, ativa uma MAPK (ERK, JNK, p38), regulando assim o crescimento celular e a sua sobrevivência. Os receptores Notch, a proteína p53 e os receptores de androgénios são outros alvos moleculares que estão envolvidos nas respectivas vias de regulação das células, e estas moléculas são alvo de agentes quimiopreventivos na quimioprevenção do cancro.[30]

Inibição da via de sinalização NFκB por agentes quimiopreventivos

Os carcinogéneos, os agentes inflamatórios e os promotores de tumores estimulam o NFkB e a sua translocação nuclear ativa a transcrição de genes-alvo a jusante, cuja ativação é letal para as vias de sinalização, como a expressão da ciclina D1, proteínas supressoras da apoptose, como a bcl-2 e a bcl-XL, e activadores da metástase e da angiogénese, como a MMP e o VEGF. Compostos naturais como a curcumina, as catequinas, a silimarina, o éster fenetil do ácido cafeico (CAPE), a sanguinarina, o anetol, a emodina, o piceatannol, o resveratrol, a capsaicina, o ácido ursólico, o ácido betulínico, o flavopiridol e a oleandrina bloqueiam o processo de ativação do NFκB.[30] Embora a atividade regulada do NFκB seja vital para o funcionamento celular regular, ao contrário da ativação constitutiva do NFκB, que conduz a um maior crescimento, como se verifica em vários cancros. Os fitoquímicos acima mencionados podem ser incorporados na dieta de pacientes cujos tumores são NFκB positivos para efeitos benéficos no caso do carcinoma do pulmão de células não pequenas (NSCLC) e dos carcinomas da tiroide, do cólon, da mama, do estômago e dos carcinomas escamosos da cabeça e do pescoço.[31]

Inibição da via de ativação da AP-1 por agentes quimiopreventivos

A proteína activada 1 (AP-1) regula a expressão de vários genes envolvidos na diferenciação e proliferação celular e é um fator de transcrição. A sua ativação funcional está envolvida na promoção do cancro e na malignidade. O complexo de transcrição AP-1 é formado por membros da família de proteínas JUN e FOS. Vários sinais externos, como factores de crescimento, proteínas quinases activadas por mitogénios (MAPK), proteínas quinases reguladas por sinais extracelulares (ERK) e quinases terminais JUN (JNK), podem ser mediados pela transcrição de vários genes-alvo pela AP-1, incluindo a ciclina D1, bcl-2, bcl-XL, VEGF, MMP e ativador do plasminogénio da uroquinase (uPA), que são bastante semelhantes aos genes-alvo activados pelo NFkB. A AP-1 promove uma das primeiras etapas da metástase tumoral, ou seja, a conversão das células tumorais de uma morfologia epitelial em mesenquimal.[32] Os fitoquímicos que suprimem o processo de ativação da AP-1 incluem a curcumina, a capsaicina, o resveratrol e as catequinas do chá verde.[33] Os sinais proliferativos estimulados por factores de crescimento peptídicos e esteróides são interferidos pela obstrução da AP-1[32] . Por conseguinte, os fitoquímicos que visam especificamente a AP-1 ou as suas cinases activadoras podem revelar-se agentes capazes de prevenir quimicamente vários tipos de cancro.

Indução de apoptose e paragem do ciclo celular

A proliferação celular descontrolada pode dever-se à insensibilidade na indução da apoptose e à ausência de um controlo normal do ciclo celular, o que conduz a uma proliferação celular descontrolada. A literatura refere que vários agentes quimiopreventivos induzem a apoptose através da via mediada pelas mitocôndrias.[34] Os sinais de stress produzidos pelos agentes quimiopreventivos ajudam a regular as proteínas pró-apoptóticas ou as proteínas anti-apoptóticas (por exemplo, bcl-2 e bcl-XL), resultando na libertação do citocromo c da membrana interna mitocondrial, seguida da formação do "apoptossoma" (formado pelo citocromo c, pelo fator 1 de ativação da protease apoptótica (APAF-1) e pela caspase 9). A caspase 9 ativa ainda mais as caspases efectoras a jusante, como a caspase-3, a caspase-6 e a caspase-7, e degrada as principais proteínas intracelulares, que causam alterações morfológicas que mostram o fenótipo das células apoptóticas. A perturbação do equilíbrio entre as ciclinas, as cinases dependentes de ciclinas (CDK) e os inibidores de CDK (CDKI), que regula a progressão do ciclo celular por compostos quimiopreventivos, inibe potencialmente a proliferação de células neoplásicas. Alguns agentes quimiopreventivos activam cinases a montante, como a JNK, ou inibem a via PI3K/Akt para induzir a apoptose, inibindo a ativação do NFκB e da AP-1, o que leva a uma regulação negativa das proteínas anti-apoptóticas e reguladoras do ciclo celular, induzindo a ativação da caspase, o que resulta na morte de uma célula e no aumento da expressão da p53, e provocando a paragem do ciclo celular através da indução de CDKIs (p21 e p27) e da inibição da CDK4, CDK2, ciclina D1 e ciclina E.[35]

Inibição da proliferação celular sustentada e do início da apoptose por agentes quimiopreventivos

Verificou-se que a curcumina, o chá verde, o 6-gingerol e o resveratrol inibem o NFkB ou o processo de ativação da AP-1, o que leva à supressão da proliferação celular e à sensibilização das células para a apoptose, e que a ativação leva à regulação positiva destes mecanismos. Foi referido que o NFkB mantém a sobrevivência e a proliferação celulares e que a sua desregulação resulta em apoptose. Foi relatado que o NFkB regula positivamente os genes bcl-2, bcl-XL, cIAP, survivin, cyclin D1, TRAF1 e TRAF2.[33] Genes que funcionam bloqueando a via da apoptose. Foi relatado que a curcumina diminui a expressão de proteínas supressoras de apoptose como bcl-2 e bcl-XL em várias linhas de células cancerígenas, quer por atividade intrínseca da tirosina quinase, quer por recrutamento intracelular de tirosina quinase não recetora. A ativação constitutiva de STAT3 e STAT5 tem estado envolvida em cancros humanos como o mieloma múltiplo, linfomas, leucemias e tumores sólidos, dos quais sete proteínas STAT conhecidas fazem delas alvos racionais para a terapia do cancro. Estas proteínas impedem a apoptose através da regulação positiva de proteínas anti-apoptóticas que conduzem à sobrevivência celular, ao crescimento e à angiogénese. Foi demonstrado que a sinalização mediada por JAK-STAT é inibida por vários fitoquímicos quimiopreventivos no mieloma múltiplo.[36]

Modulação da resistência a múltiplos fármacos por agentes quimiopreventivos

A resistência aos fármacos, um dos efeitos secundários graves dos medicamentos quimioterapêuticos utilizados no tratamento do cancro, é mediada principalmente por bombas de efluxo de fármacos clássicas, movidas a ATP, como as glicoproteínas-P e a família de proteínas MRP. Os cancros do rim, da próstata e do cólon têm uma expressão elevada da glicoproteína P relacionada com a resistência a múltiplos fármacos (MDR). A curcumina e a genisteína apresentaram resultados promissores na reversão da MDR. A curcumina desregulou a glicoproteína-P e os níveis de ARNm nas células de carcinoma multirresistentes (KB-V1). A sensibilidade à vinblastina foi também aumentada, sendo diretamente proporcional ao corante rodamina (Rh123). Relatórios recentes de vários laboratórios sugerem que agentes como a curcumina podem interferir com os processos de resistência aos medicamentos modulados pelos venenos da topoisomerase II (TOPO-II) que intervêm através da supressão das proteínas de choque térmico ou da função intracelular do proteassoma, pelo que estes fitoquímicos intervêm em vários locais e níveis para atenuar as abordagens tradicionais e outras abordagens de geração de resistência desenvolvidas no microambiente.[37]

Modulação da angiogénese por agentes quimiopreventivos

O desenvolvimento de novos vasos sanguíneos a partir dos já existentes é designado por angiogénese, em que as células endoteliais segregam MMP e heparanase para dissolver a matriz extracelular (ECM). As células endoteliais organizam-se em novos tubos capilares, facilitando o desenvolvimento de vasos recém-formados para o fornecimento de sangue fresco devido à alteração das junções estreitas entre as células endoteliais.[38] Os vasos sanguíneos tumorais têm membranas basais parciais com microvasculatura desorganizada, com um rácio desigual entre células endoteliais e pericitos. Existe uma desproporção de factores pró- e anti-angiogénicos nos vasos sanguíneos recém-formados que, por conseguinte, são hiperpermeáveis.[38] As propriedades das células endoteliais são imitadas pelas células tumorais, formando uma rede vasculogénica. Os fitoquímicos quimiopreventivos, como a curcumina, o resveratrol e as catequinas, são conhecidos inibidores da angiogénese, estando alguns outros em ensaios clínicos.[39] Verificou-se que a curcumina diminui a dissolução da MEC, que constitui a base da mudança angiogénica, atenuando a MMP-2 e a MMP-9, juntamente com a regulação dos factores angiogénicos e de outros factores de crescimento, o que resulta na não formação de novos vasos sanguíneos no tumor, interferindo nos mecanismos de mudança angiogénica e de cooptação de vasos.[40] A curcumina, a genisteína e os componentes do chá verde actuam sobre a Src e a FAK, tirosina-quinases não-receptoras, que impedem a sinalização PIK3 a jusante, dando origem à indução de genes-alvo angiogénicos como a COX-2, o VEGF, a IL-8 e as MMPs.[40] A curcumina é um regulador negativo da degradação mediada por MMP-2 da isoforma lamin-5, formando malhas soltas e de aspeto primordial, tal como se verifica no melanoma. A curcumina e a genisteína também impedem a expressão do VEGF através da libertação do fator de crescimento transformador (TGF)-β, da sobreexpressão da COX-2, da libertação de peróxido de hidrogénio das células ósseas, da sinalização constitutiva e anómala do EGFR, da Src, bem como da sinalização do NFkB nos cancros tradicionais. A inibição do envolvimento específico da integrina e o uso para obstruir a função da célula endotelial são feitos pela curcumina, genisteína e chá verde.[40]

Regulação das proteínas reguladoras do ciclo celular por agentes quimiopreventivos

Encontram-se mutações de p53 e retinoblastoma (Rb) em diversos tipos de cancro e foi relatado que a curcumina, o resveratrol e as catequinas regulam estas vias reguladoras do ciclo celular, tornando-as agentes terapêuticos promissores.[41] Na fase G0/G1 e G2/M do ciclo celular, os inibidores de CDK aumentaram a regulação de p21Cip1 e p27Kip1 e diminuíram a regulação da ciclina B1 e CDC2 no tratamento com curcumina, o que resultou na diminuição da regulação das proteínas supressoras da apoptose, como bcl-2 e bcl-XL. A atenuação dos mecanismos de sobrevivência celular é especificamente modulada por factores de transcrição como AP-1, STATs e NFkB após o tratamento com curcumina. A promoção da apoptose e a inibição dos complexos ciclina-CDK, que conduzem à paragem do ciclo celular, foram demonstradas pelo tratamento com ECGC. O resveratrol inativa a atividade da proteína quinase p34 (CDC2) e CDK7, causando assim a parada da fase G2, o que significa seus efeitos pró-apoptóticos e antiproliferativos.[41]

Agentes quimiopreventivos como quimiossensibilizadores e radiossensibilizadores

Foi referido que a curcumina inibe o local de ligação ao ATP das bombas de efluxo de fármacos MDR ou MRP, aumentando as concentrações intracelulares de vinblastina ou vincristina. A genisteína e os componentes do chá verde (EGCG), que funcionam como substratos de efluxo para as bombas MDR ou MRP, aumentam a concentração do fármaco quimioterapêutico no interior da célula, sensibilizando assim a célula cancerígena para ser bem visada pelos agentes quimioterapêuticos. Foi relatado que a curcumina impede o funcionamento da bomba MRP, uma vez que inibe a GSH sintetase, que é necessária para um fornecimento estável de glutatião reduzido (GSH). Em terceiro lugar, a curcumina pode prejudicar o funcionamento de bombas como a MRP, que requerem um fornecimento estável de glutatião reduzido antioxidante (GSH), uma vez que é conhecida por ser um inibidor da GSH sintetase. Este tipo de bloqueio pode aumentar a sensibilidade destas células cancerígenas que sobreexpressam a MRP a agentes quimioterapêuticos como a vincristina, os arsenicais e os compostos à base de platina, prejudicando o seu efluxo.[42] A curcumina é considerada um inibidor potente e reduz a GSH a nível transcricional. A glutationa S-transferase pi (GST-Pi) tem sido associada à resistência das células cancerosas aos agentes quimioterapêuticos. Recentemente, a curcumina suprimiu o éster de forbol e o TNF-α induziu a ligação do NFκB e da AP-1 aos locais situados no promotor do gene GST-Pi nas células de leucemia K562, diminuindo os níveis de GST-Pi, o que obstruiu a resistência aos medicamentos e levou à apoptose.[43]Os fitoquímicos podem retardar ou impedir o processo de carcinogénese através de numerosos mecanismos, como a indução de enzimas metabolizadoras de drogas de fase II, o aumento da desintoxicação dos intermediários carcinogénicos, a repressão das monooxigenases dependentes do CYP P450, o que reduziria de certa forma a ativação carcinogénica, a atenuação da progressão do ciclo celular, a indução da apoptose em células cancerosas ou pré-cancerosas de forma selectiva e a inibição da angiogénese e da formação de metástases.[31]

Possíveis alvos para a quimioprevenção: MicroRNA

Os microRNAs são pequenos RNAs não codificantes que consistem em 19-24 nucleótidos de comprimento. Activam a repressão da tradução e a degradação do ARN, regulando assim a expressão genética. Cerca de 35% da função translacional do genoma é regulada por aproximadamente 2000 miRNA, uma vez que um miRNA regula a expressão de vários mRNAs.[44] Os miRNAs podem atuar como alvos moleculares importantes para a quimioprevenção do cancro, uma vez que são expressos seletivamente em células cancerígenas normais e anormais. Os miRNAs podem ser classificados como oncogenes ou supressores de tumores, como o let-7, que é um supressor de tumores que inibe o oncogene HMGA2 e regula o oncogene RAS através da supressão da translação. O miRNA-82 é considerado um potencial oncogene.[44] Verificou-se que os agentes quimiopreventivos, como a curcumina e os folatos, alteram a expressão do miRNA; por conseguinte, os miRNAs poderiam ser possíveis alvos para a quimioprevenção.[29] A expressão do miRNA Let-7 foi alterada pela estimulação do stress oxidativo em células MCF7, mas a suplementação com vitamina D inverteu o efeito.[45] O microARN como molécula reguladora é um conceito em desenvolvimento e pode provavelmente revelar-se um importante alvo molecular para a carcinogénese e a quimioprevenção.

Nano-quimioprevenção: Outra estratégia em evolução

Os agentes preventivos utilizados na quimioprevenção devem ser seguros e não tóxicos, o que constitui o principal requisito para a quimioprevenção e restringe normalmente a utilização de muitos potenciais agentes quimiopreventivos. A biodisponibilidade é outra das principais preocupações, uma vez que muitos agentes quimiopreventivos potentes não são facilmente biodisponíveis. Por conseguinte, a nanotecnologia proporciona formas úteis de transportar os compostos de ensaio para os sítios amigáveis, o que tem sido possível graças a estes avanços. Foi relatado que a libertação de EGCG utilizando nanopartículas mantém as suas propriedades anticancerígenas.[46] Recentemente, verificou-se também que o resveratrol e a vitamina D são libertados através da nanotecnologia.[47] Verificou-se uma diminuição da prevalência de cancro do pâncreas induzido quimicamente em hamsters dourados sírios em comparação com a combinação original de medicamentos após tratamento combinatório com curcumina, aspirina e sulforafano numa forma nanoencapsulada de lípido sólido, fornecendo assim provas da abordagem nanotecnológica da quimioprevenção e uma confirmação adicional para outros modelos de quimioprevenção, o que constitui uma base potente para a utilização da nanotecnologia na quimioprevenção, em que a biodisponibilidade dos medicamentos é frequentemente um fator restritivo. As vias interactivas de transdução de sinais moleculares através de diferentes abordagens de combinação de medicamentos podem ser identificadas para a sua ação na quimioprevenção.

Aplicação translacional da quimioprevenção

Desde as últimas três décadas, os investigadores no domínio da quimioprevenção têm resultado na aplicação de estratégias de quimioprevenção em contextos clínicos. Os ensaios de quimioprevenção também requerem o reconhecimento da dose segura e da biodisponibilidade (fases I e II) em seres humanos, tal como os ensaios clínicos de quimioterapia. São necessários milhares de colaboradores ou voluntários para os ensaios clínicos aleatórios (fase III) para a quimioprevenção e têm de ser distribuídos durante um longo período de tempo, o que acaba por ser ineficaz em termos de custos, ou seja, alguns estudos utilizam ensaios clínicos de fase 0.[48] São necessárias novas abordagens para estudar a farmacocinética e a toxicidade e doses muito baixas do agente quimiopreventivo. A descoberta de biomarcadores baseados na urina ou no sangue que possam idealmente prever a malignidade ou a reação aos agentes quimiopreventivos seria extremamente útil. Foram relatados mais de 50 ensaios de prevenção do cancro, embora a maioria dos ensaios não tenha um número adequado de participantes ou não sejam utilizadas estatísticas adequadas, pelo que, de certa forma, estão incompletos.

A carcinogénese oral é um processo multifatorial e complexo relacionado com a ocorrência sequencial de alterações nas estruturas genéticas (Fig. 2), promovendo efeitos inibitórios ou excitatórios dos oncogenes tumorais e supressores de genes, comprometendo a histofisiologia da divisão, diferenciação e morte celular. Os biomarcadores auxiliam na avaliação da prevenção ou uso de terapias e na deteção dos estágios mais precoces da transformação maligna da mucosa oral.[49]

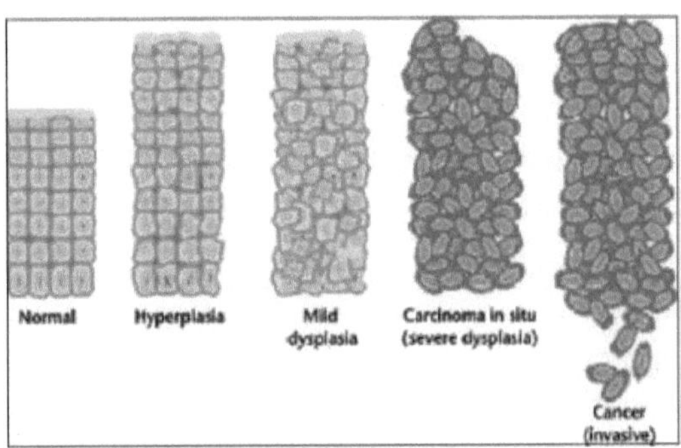

Fig.2 Os cancros são causados por uma série de mutações. Cada mutação altera o comportamento da célula (processo com várias etapas)

Os biomarcadores revelam as alterações genéticas e moleculares relacionadas com os pontos finais iniciais, intermédios e tardios do processo de carcinogénese oral.[49] Estes marcadores irão aperfeiçoar a nossa capacidade de prever o curso biológico do cancro oral e, assim, distinguir os indivíduos com risco elevado e/ou baixo de desenvolver cancro oral.[49] Os biomarcadores genéticos e moleculares também determinarão a eficácia e a segurança dos quimiopreventivos. Os biomarcadores também reduzirão o número de pacientes e o tempo de acompanhamento a longo prazo necessários para definir uma resposta clínica significativa a um agente quimiopreventivo, clarificando assim os tipos, as doses, as frequências e os regimes para alcançar o nível máximo de benefício dos agentes quimiopreventivos.[49]

PAPEL DOS BIOMARCADORES CELULARES[49]

- Indicadores dos mecanismos de reparação do ácido desoxirribonucleico (ADN)
- Indicadores de morte celular programada (PCD)
- Indicadores de desenvolvimento e crescimento do tumor
- Indicadores de marcadores genéticos do cancro oral.

INDICADORES DOS MECANISMOS DE REPARAÇÃO DO ADN

A PCD não funciona por si só, mas em conjunto com sistemas que facilitam a reparação do ADN. Os dados actuais indicam que as células cancerosas necessitam de um elevado nível de reparação do ADN [Fig.3]

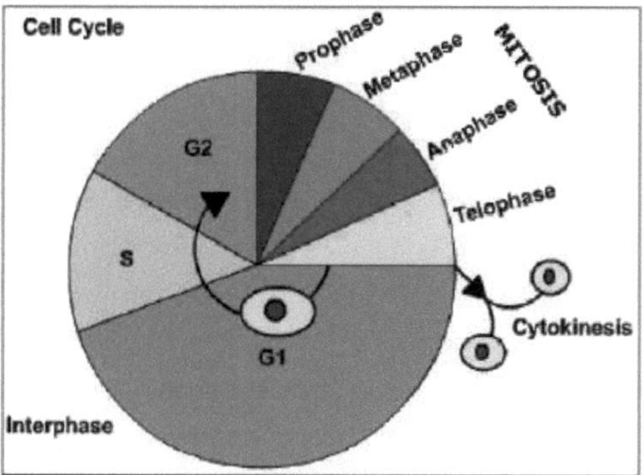

Fig. 3. O ciclo celular.

Em geral, estas incluem a reparação das extremidades teloméricas dos cromossomas, produzida através da ação da telomerase, e a reparação de sequências de nucleótidos, exemplificada pela reparação de incompatibilidades e pela reparação por excisão de nucleótidos (NER). Os telómeros são estruturas heterocromáticas situadas nas extremidades dos cromossomas eucarióticos e consistem em sequências de ADN simples, altamente conservadas e repetidas (por exemplo, TTAGGG, como se observa nos seres humanos e nos ratos). Cada espécie tem uma média caraterística de subunidades teloméricas. Nos carcinomas orais humanos, a telomerase está elevada nas áreas proliferativas do carcinoma. Os processos de reparação e os pontos de controlo defeituosos também estão associados à instabilidade genómica do cancro. Os tipos de instabilidade genómica observados na maioria dos casos de cancro esporádico sugerem uma semelhança entre os tipos de quebras e os processos de reparação do ADN. Exemplos dos locais mais comuns de reparação do ADN são cerca de 20 genes que se sabe estarem envolvidos no processo de NER ou os factores de reparação/transcrição, como o fator de transcrição II humano (TFIIH), que são necessários para orquestrar a função das proteínas incisionais, ou seja, as polimerases e ligases do ADN. Estas alterações podem tornar-se marcadores adicionais para as caraterísticas agressivas e metastáticas do carcinoma oral. A reparação do ADN influencia a progressão da carcinogénese oral através da regulação de vários factores de crescimento, por exemplo, o fator de crescimento transformador (TGF)-β3. O desenvolvimento de um defeito de reparação do ADN e a apresentação de um gene recetor de TGF-β3 mutado (por exemplo, glutamina e prolina).[49]

INDICADORES DE PCD

Existe um conjunto considerável de trabalhos que identificaram várias centenas de alterações celulares ou biomarcadores associados ao crescimento do carcinoma oral e dos carcinomas do trato aerodigestivo. Muitos destes indicadores são também marcadores de PCD. A PCD ou apoptose dirigida por genes é um meio comum utilizado na natureza para remover células indesejadas. Caracteriza-se pela ausência de uma necrose do tecido provocada pela inflamação e pelo aparecimento histológico de células apoptóticas. A PCD é também uma caraterística importante dos queratinócitos orais que sofrem diferenciação ou transformação durante o desenvolvimento do cancro oral. A PCD pode também desempenhar um importante papel de rastreio na formação do cancro. A PCD resulta na modificação da população de células sobreviventes em clones transformadores, alterando o número e os tipos de células num tumor. As células transformadoras sobreviventes parecem ter suprimido a PCD e apresentam uma elevada taxa de proliferação, níveis acrescidos de resistência a diferentes terapêuticas antitumorais e níveis elevados de reparação do ADN. Existem inúmeras alterações genéticas e moleculares que são utilizadas para identificar a PCD.[50]

OXIDAÇÃO E EFEITO NA PCD

A transformação maligna oral poderia ser um produto da alteração do estado oxidativo. A alteração do estado oxidativo resultaria então em alterações na reparação do ADN e na PCD. As manifestações celulares observadas destes processos são perdas de controlo do crescimento celular e modificações nas interações célula-célula, o que poderia aumentar o potencial de metástases tumorais.[51] Os nutrientes que actuam como quimiopreventivos alteram o estado oxidativo da célula transformadora oral, actuando como agentes redutores (por exemplo, antioxidantes) e/ou agentes oxidantes (por exemplo, pró-oxidantes).[51]

QUIMIOPREVENTIVOS E PCD

O tratamento com quimiopreventivos, durante a transformação maligna ou em células malignas da mucosa oral completamente transformadas, resulta na indução de CPD e na inibição observada da carcinogénese oral e do crescimento do tumor maligno. Os quimiopreventivos induzem a PCD devido às suas caraterísticas de resposta ao oxigénio, que desencadeiam indutores como o gene supressor de tumores p53, modificadores da PCD como a família bcl-2 e citocinas derivadas do sistema imunitário, por exemplo, o fator de necrose tumoral (TNF). Os quimiopreventivos, como os retinóides, os carotenóides, os tocoferóis, os bioflavonóides, os isotiocianatos, os indóis e os polifenóis, induzem a PCD.[52]

INDICADORES DE DESENVOLVIMENTO E CRESCIMENTO DE TUMORES

Os biomarcadores estabelecem o nível de risco para os indivíduos de um grupo-alvo de doentes e podem fornecer informações sobre a etiologia e o processo de carcinogénese. O principal objetivo da utilização de biomarcadores precoces, intermédios e tardios é identificar os indivíduos em risco de desenvolver uma doença maligna e indicar o seu nível de risco.[53]

INDICADORES DE MARCADORES GENÉTICOS DO CANCRO ORAL

Um clone sólido em desenvolvimento de células em transformação encontrado num carcinoma oral chega ao estado de malignidade passando por fases de transformação. A taxa de transformação depende da localização do clone na massa esférica do tumor e dos estados de oxigénio das células. A taxa de transformação depende da localização do clone na massa tumoral esférica e dos estados de oxigénio das células.[54]

QUIMIOPREVENTIVOS

VITAMINA A E OUTROS RETINÓIDES

A vitamina A e os seus derivados, conhecidos coletivamente como retinóides, têm sido alguns dos agentes mais extensivamente estudados para a quimioprevenção do CCEO e do cancro da cabeça e do pescoço em geral. Muito se aprendeu com os ensaios destes agentes no que diz respeito aos mecanismos de carcinogénese e às potenciais vias de prevenção do cancro.[55] Os retinóides naturais desempenham um papel em processos biológicos essenciais, incluindo a visão, o metabolismo, o crescimento, a diferenciação, a hematopoiese, os processos imunológicos, o desenvolvimento ósseo e a embriogénese.[55] A principal fonte de retinóides na alimentação são os ésteres de retinilo provenientes de tecidos animais e o retinol proveniente da conversão de carotenóides (por exemplo, 3-caroteno) derivados de fontes vegetais.[55]

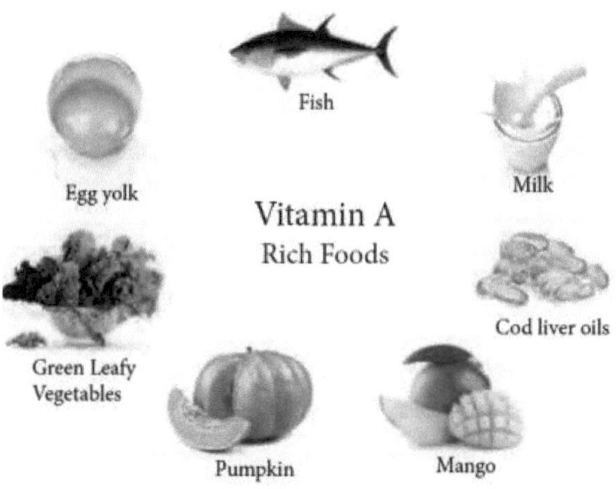

Fig.4. Fontes de vitamina A

O retinol tende a ser a forma biologicamente ativa, mas o ácido retinóico (AR) pode substituir o retinol em muitas funções (Fig.5) e ambos podem ser encontrados no soro ligados a proteínas. O retinol liga-se a proteínas designadas por proteínas de ligação ao retinol, enquanto o AR se associa à albumina. O nível plasmático normal do retinol é de aproximadamente 2 mmol/L, enquanto o do AR é de 10-20 nmol/L, cerca de 150 vezes inferior ao do retinol.[55]

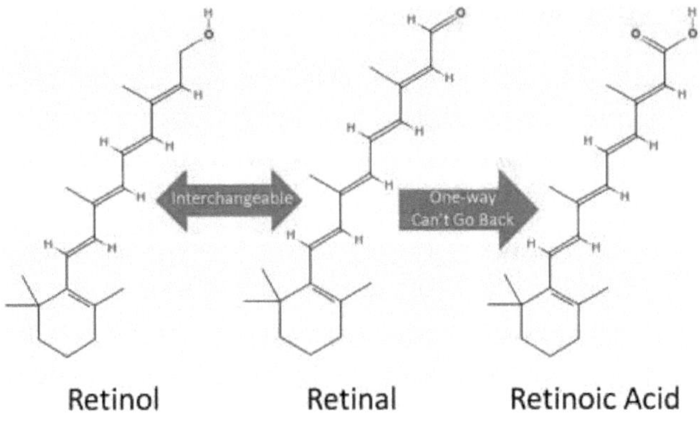

Retinol Retinal Retinoic Acid

FIG.5.Formas de vitamina A

MECANISMO DE ACÇÃO

O principal mecanismo de ação dos retinóides reside na sua capacidade de suprimir a proliferação celular através do bloqueio da transição do ciclo celular ou da indução da apoptose.[56] Os retinóides regulam a transcrição através da ativação de receptores retinóides específicos e têm também um papel na supressão da atividade de outros factores de transcrição, como a proteína activadora-1 (AP-1). Esta molécula medeia o sinal de factores de crescimento, péptidos inflamatórios, oncogenes e promotores de tumores, resultando na proliferação celular. Os retinóides podem também induzir as células tumorais a diferenciarem-se ou a sofrerem apoptose. Embora a eficácia clínica dos retinóides se tenha revelado promissora em vários ensaios, o mecanismo molecular exato ainda não foi determinado.[56]

ENSAIOS CLÍNICOS SOBRE VITAMINA A E RETINÓIDES

Os estudos observacionais forneceram alguma justificação para os ensaios clínicos de quimioprevenção com retinóides. Um estudo caso-controlo inicial revelou níveis séricos de vitamina A significativamente mais baixos em doentes com cancro da cabeça e do pescoço do que em controlos saudáveis[57] . Outro estudo de caso-controlo que comparou doentes com cancro da cabeça e do pescoço com e sem um segundo tumor primário revelou níveis séricos mais baixos de vitamina A e vitamina E em doentes com um segundo tumor primário do que naqueles que não tinham.[58] Em 1986, Hong e colegas publicaram um ensaio aleatório, controlado por placebo, de uma dose elevada de ácido 13-cis-retinóico (isotretinoína) no tratamento da leucoplasia oral.[59] Neste estudo, 44 doentes foram aleatorizados para receberem uma dose elevada de isotretinoína (1-2 mg por kg de peso corporal diariamente durante 3 meses) ou placebo. Sessenta e sete por cento dos pacientes no braço de tratamento registaram uma diminuição significativa do tamanho das suas lesões, em comparação com 10% dos pacientes no braço de placebo (P ¼ 0,0002). A resposta patológica, determinada pela resolução da displasia, foi observada em 54% versus 10% dos doentes (P ¼ 0,01). A queilite, o eritema facial e a secura da pele foram frequentemente observados como eventos adversos. Ocorreu uma recaída patológica em 9 dos 16 doentes no prazo de 3 meses após o final do período de tratamento. Este estudo foi visto como uma prova da viabilidade da quimioprevenção do cancro oral, embora a toxicidade do regime e a curta duração das respostas fossem claramente problemas importantes. Lippman et al investigaram uma dose baixa de ácido 13-cis-retinóico para resolver o problema da toxicidade e da recaída do ensaio relatado por Hong et al. Noventa por cento dos doentes apresentaram regressão da lesão e esta dose baixa de 13-cis-RA foi bem tolerada, sem que nenhum doente abandonasse o tratamento devido a toxicidade.[6] Para avaliar os efeitos quimiopreventivos da vitamina A (palmitato de retinilo) e da N-acetilcisteína, foi realizado um grande estudo de intervenção aleatório, o ensaio euroscan. No ensaio euroscan, 2592 doentes foram distribuídos aleatoriamente para receberem palmitato de retinilo (300 000 UI por dia durante 1 ano, seguido de 1 50 000 UI durante um segundo ano), N-acetilcisteína (600 mg por dia durante 2 anos), ambos os compostos ou nenhuma intervenção.[60] Bolla et al. estudaram o efeito do retinoide sintético etretinato no desenvolvimento de segundos tumores primários após cancro da cabeça e do pescoço.[61] Quando comparado com o ensaio de Hong et al., este ensaio tinha mais doentes e incluía apenas doentes tratados para doença em fase inicial. A análise foi efectuada após um período médio de acompanhamento de 65 meses e não mostrou qualquer diferença entre o grupo do retinoide e o grupo do placebo. Vários ensaios sugerem que os efeitos quimiopreventivos e quimioterapêuticos dos retinóides têm sido limitados até à data. Embora a vitamina A e os retinóides derivados tenham sido bem sucedidos na diminuição temporária da presença clínica de lesões pré-malignas, a toxicidade dos medicamentos com administração sistémica continua a ser um problema significativo e tem um impacto importante na utilização comum e a longo prazo. A eficácia a longo prazo da quimioprevenção não foi estabelecida até à data e a escolha dos agentes requer um estudo mais aprofundado.[55]

BETA-CAROTENO

FONTE:

O beta-caroteno é um precursor da vitamina A que se encontra normalmente em frutos e legumes verde-escuros, cor de laranja ou amarelados, como os espinafres, a batata-doce, a cenoura, a papaia, a manga e a laranja. (Fig.6)

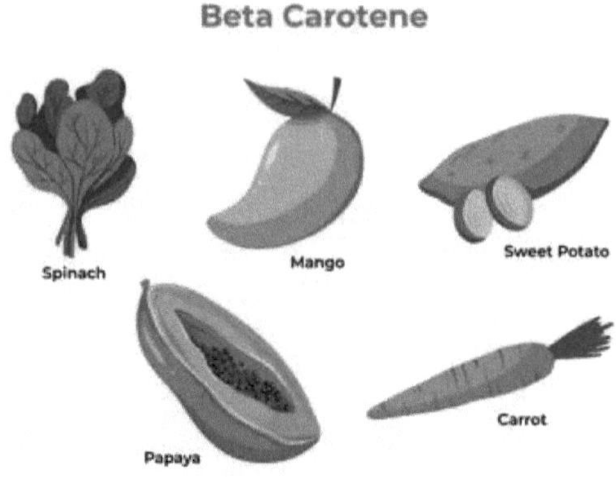

*FIG.6.*Fontes de beta-caroteno

MECANISMO DE ACÇÃO:

As principais acções do beta-caroteno incluem a sua potente atividade antioxidante e a eliminação de radicais livres. Aumenta a atividade do fator de necrose tumoral alfa (TNF-α) e estimula as células T-helper, as células NK e as células com receptores de IL-2, demonstrando assim o seu mecanismo imunomodulador. Em várias lesões e condições pré-malignas orais, os níveis séricos de beta-caroteno estão diminuídos, pelo que a sua suplementação levou à supressão destas lesões.[62] Os níveis esperados de beta-caroteno sérico foram observados em menor quantidade nos homens que fumam cigarros e consomem álcool. O nível de betacaroteno varia inversamente com o risco de cancro oral.[63] (Fig.7)

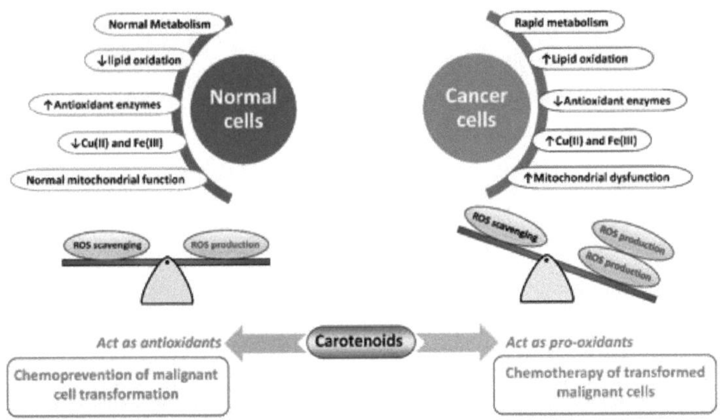

FIG.7.Mecanismo de ação dos carotenóides

ENSAIOS CLÍNICOS SOBRE O BETA-CAROTENO:

Vinte e quatro pacientes com leucoplasia oral foram tratados com beta-caroteno numa dose oral de 30 mg/dia durante seis meses. Apenas 2 pacientes (8,3%) apresentaram resposta clínica completa e 15 pacientes (62,5%) apresentaram resposta clínica parcial.[64] Noutro estudo, 23 pacientes com leucoplasia oral foram tratados com beta-caroteno, em doses orais de 90 mg/dia, durante três ciclos, por um período de 3 meses cada. Dos 18 pacientes que completaram o estudo, 6 pacientes (33,3%) apresentaram uma resposta clínica completa. Não se registaram sinais clínicos significativos de toxicidade em nenhum dos doentes.[65] Os resultados de um estudo efectuado por Sankaranarayanan et al demonstraram que um terço dos pacientes (15 em 46) que utilizaram 360 mg de beta-caroteno por semana durante 12 meses apresentaram uma resolução completa da leucoplasia oral. Durante as sessões de acompanhamento um ano após o tratamento, 8 dos 15 pacientes que tiveram uma resposta completa apresentaram recidiva. Além disso, 12 meses após a interrupção dos suplementos, 2 dos 15 pacientes (5%) que fizeram uso de beta-caroteno desenvolveram neoplasia maligna adjacente ao local da leucoplasia oral. Foram observados efeitos secundários em 5 pacientes, entre os quais 2 pacientes desenvolveram dores musculares e os restantes 3 pacientes tiveram dores de cabeça.[66] Segundo Liede et al, uma dieta suplementada com beta-caroteno poderia prevenir alterações na mucosa oral, especialmente em pacientes fumadores, que apresentavam níveis séricos baixos de beta-caroteno e vitamina C quando comparados com não fumadores. Além disso, também foi demonstrado que o beta-caroteno tinha uma melhor resposta clínica terapêutica na prevenção de lesões de leucoplasia oral em pacientes fumadores do que nos não fumadores.[67] Garewal et al avaliaram 50 pacientes com leucoplasia oral, tratados com beta-caroteno na dose de 60 mg/dia, durante seis meses. Verificou-se que apenas 2 pacientes (4%) demonstraram uma resposta clínica completa e foram registadas recidivas em 4 pacientes. Após 6 meses de tratamento, foi efectuada uma segunda biopsia em 23 doentes. Não foi observada qualquer alteração no grau de displasia em 14 doentes, com uma melhoria de pelo menos 1 grau em 9 doentes (39%). Nos estudos revistos, verificou-se uma resolução clínica em 4%-54% dos doentes, com dosagens de 20 a 90 mg/dia de beta-caroteno durante um período de 3 a 12 meses.[68] Foi efectuado um estudo multicêntrico, aleatório, controlado em dupla ocultação (RCT) para avaliar a utilização de baixas doses de beta-caroteno combinadas com suplementos de vitamina C para o tratamento da leucoplasia, bem como para prevenir a sua transformação maligna. Um total de 46 participantes com leucoplasia oral foram distribuídos aleatoriamente por um braço experimental (10 mg/dia de beta-caroteno e 500 mg/dia de vitamina C) ou por um braço placebo (50 mg/dia de vitamina C). Os resultados mostraram que o beta-caroteno (10 mg/dia) e a vitamina C não foram eficazes na remissão clínica nem na prevenção do desenvolvimento do cancro. Os dados deste RCT não permitiram apoiar a hipótese de que a quimioprevenção com beta-caroteno e vitamina C é eficaz para a leucoplasia oral.[69]

LICOPENO

FONTE:

O licopeno é um carotenoide lipossolúvel que foi descoberto por Ernest et al em 1959. É um constituinte natural dos frutos e legumes vermelhos e de algumas algas e fungos. O tomate e os produtos à base de tomate são as principais fontes de licopeno na alimentação humana. Outras fontes de licopeno são o alperce, as bagas, as uvas, a toranja rosa, a goiaba, a papaia, o pêssego e a melancia.[70] (Fig.8)

Tomato (Lycopersicon esculentum)
Passionflower fruit
(Passiflora edulis)
papaya (Carica papaya)
SOURCES
OF
LYCOPENE
Carrot
(Daucus
carota)
Red grapefruit
(Citrus ×paradisi)
Guava
(Psidium guajava)
watermelon (Citrullus lanatus)
Gac fruit (Momordica cochinchinensis)

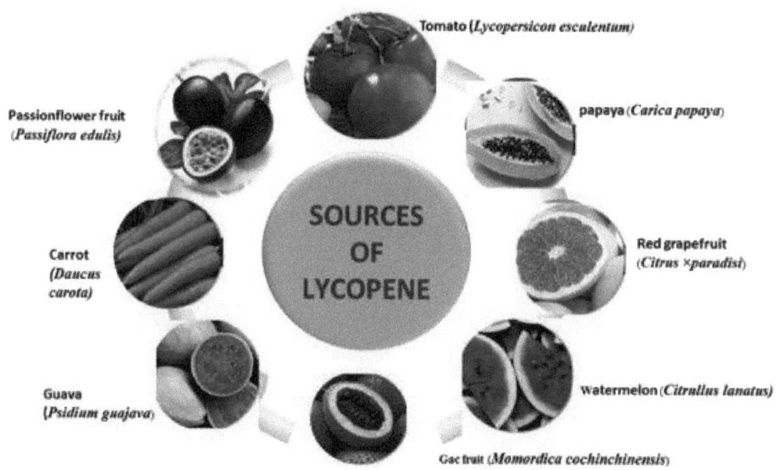

Fig.8.Fontes de licopeno

MECANISMO DE ACÇÃO:

Estudos recentes demonstraram que a isomerização do licopeno para a forma cis ocorre devido ao processamento térmico do tomate e dos produtos à base de tomate, o que, por sua vez, aumenta a sua biodisponibilidade.[71] As actividades quimiopreventivas do licopeno podem envolver alterações nas vias que resultam no crescimento ou na morte celular. Modula o sistema da proteína 3 de ligação ao fator de crescimento semelhante à insulina (IGFBP-3) e também os sinais redox, prevenindo assim os danos oxidativos no ADN e as potenciais mutações que podem estar associadas ao início e à progressão dos tumores.[72] Desempenha um papel importante na inibição da 5-lipoxigenase (5-LOX), da interleucina-6 (IL-6) e dos androgénios. Provoca a ativação do gene de junção de hiato conexina 43 (Cx43) e melhora a comunicação intercelular de junção de hiato (GJC).[73] Os licopenos estimulam a produção de enzimas celulares como a glutationa-S-transferase, a superóxido dismutase e a quinona redutase através da regulação positiva do elemento de resposta antioxidante (ARE), protegendo assim as células das moléculas electrofílicas e das espécies reactivas de oxigénio.[74] Foi relatado que a ingestão diária de licopeno mostrou uma melhoria acentuada das lesões de leucoplasia oral num grupo de pacientes.[75]

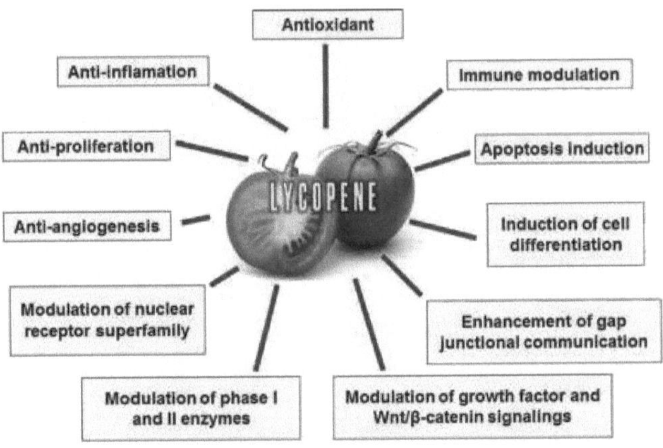

Fig.9.Mecanismo de ação do licopeno

ENSAIOS CLÍNICOS SOBRE O LICOPENO:

Cheng et al. analisaram o efeito quimiopreventivo do licopeno e de outros carotenóides no modelo de cancro oral de hamster induzido por extrato de betel quid. Os autores referiram que não foi detectado qualquer carcinoma nos grupos de licopeno ou de carotenóides mistos, ao passo que os carcinomas aparentes foram observados no grupo de controlo. As expressões de PCNA pelo licopeno foram menores nas lesões displásicas do que no grupo de controlo.[76] A eficácia quimiopreventiva do licopeno na carcinogénese oral foi estudada por El-Rouby utilizando o carcinoma de células escamosas da língua induzido por 4-nitroquinolina-1-óxido (4-NQO) em ratos. O tratamento com licopeno numa dose de 2,5 mg/kg de peso corporal por intubação intra-gástrica uma vez por dia reduziu significativamente a incidência da carcinogénese da língua induzida pelo 4-NQO. Verificou-se uma diminuição da percentagem de núcleos positivos para PCNA com o tratamento com licopeno. Além disso, registou-se um aumento da expressão imunitária de E-caderina e b-catenina no grupo tratado com licopeno em comparação com o grupo carcinogénico.[77] Num estudo prospetivo, duplamente cego, aleatório e controlado por placebo realizado por Saawarn N et al, foi observada uma redução significativa da sensação de ardor com os suplementos de licopeno nas doses de 8mg/dia durante 8 semanas consecutivas. Todos os pacientes deste estudo obtiveram um benefício superior a 50% e 73,3% dos pacientes apresentaram um benefício de 70-100%.[78] Verificou-se que o licopeno era significativamente eficaz na melhoria dos sinais e sintomas num estudo realizado em 92 pacientes, dos quais 46 pacientes receberam 8 mg de Lycored TM por dia em duas doses divididas de 4 mg cada durante três meses. A abertura da boca foi melhorada em 69,65% dos pacientes.[79]

OS POLIFENÓIS COMO AGENTES QUIMIOPREVENTIVOS

Os polifenóis dietéticos como agentes preventivos e terapêuticos do cancro são de grande interesse devido às suas actividades antioxidantes e anti-carcinogénicas. Os polifenóis inibem a carcinogénese na fase de iniciação, promoção ou progressão. Exercem uma proteção contra o cancro oral induzindo a morte celular e reduzindo o crescimento, a invasão e a metástase dos tumores.[80]

A) CURCUMIN

FONTE:

A curcumina, um polifenol amarelo, é o componente ativo da curcuma, uma especiaria indiana comum, que pode ser extraída do rizoma seco da planta Curcuma longa.

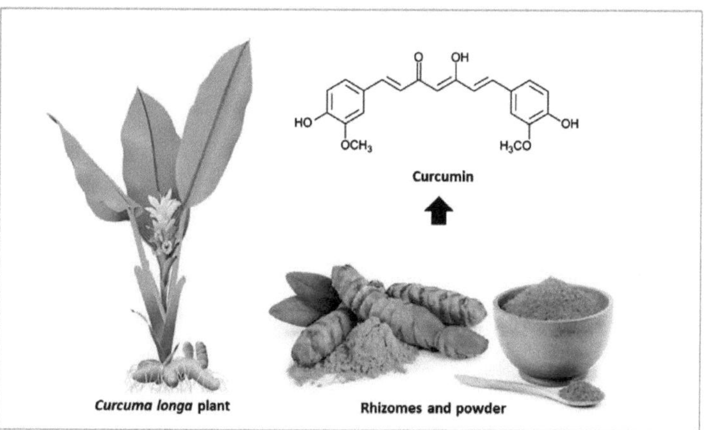

Fig.10.Fontes de curcumina

MECANISMO DE ACÇÃO:

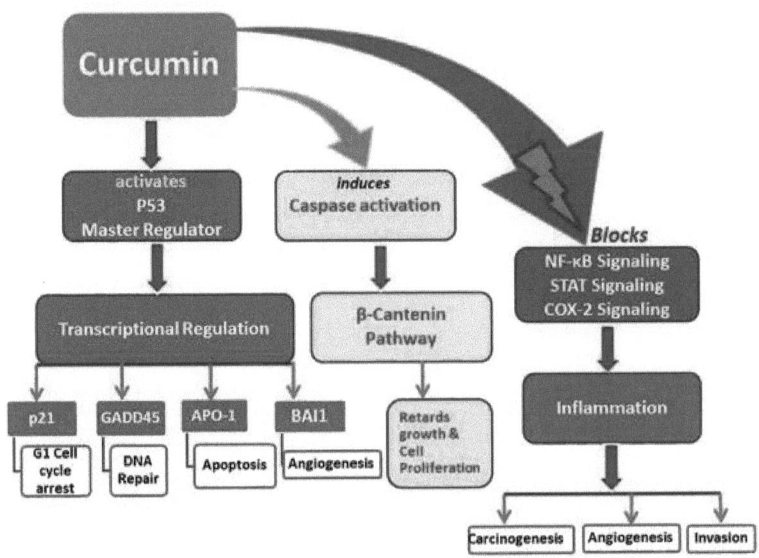

Fig.11.Mecanismo de ação da curcumina

A curcumina demonstra o seu papel anti-inflamatório através da regulação negativa do fator nuclear kappa B (NF-κB), um fator de transcrição induzível que é responsável pela aceleração da transcrição do gene COX-2 e de outros genes pró-inflamatórios, como a óxido nítrico sintase induzível (iNOS). A COX-2 e a iNOS são mediadores inflamatórios fundamentais e qualquer alteração na sua regulação positiva está envolvida na patogénese de muitas doenças inflamatórias seguidas de cancro.[81] A curcumina suprime igualmente os níveis de expressão dos produtos genéticos regulados pelo NF-κB, que incluem o fator de necrose tumoral-α (TNF-α), as interleucinas (IL-1, IL-6, IL-8), a 5-lipoxigenase (5-LOX), o recetor de quimiocinas de tipo 4 (CXCR-4) e a proteína C-reactiva (CRP).[82] Sabe-se também que inibe o transdutor de sinal e ativador da transcrição 3 (STAT3) e as vias de sinalização do NF-κB, que desempenham um papel fundamental no desenvolvimento e progressão do cancro.[83]

ENSAIOS CLÍNICOS SOBRE A CURCUMINA:

No estudo de Rai B et al, 25 doentes com leucoplasia oral mostraram um alívio sintomático significativo e também uma redução do tamanho clínico da lesão através do tratamento com curcumina.[84] Zang S et al efectuaram um estudo in-vitro sobre o efeito anti-fibrótico da curcumina nos miofibroblastos induzidos por TGF-β1 da mucosa oral humana, e verificou-se que a curcumina inibe a proliferação de fibroblastos e miofibroblastos, demonstrando assim o efeito anti-fibrótico.[85] Os dois ensaios aleatórios controlados realizados por Chainani Wu et al concluíram que doses mais elevadas de curcumina (até 6000 mg/dia) ajudaram um número significativo de doentes com LPO a controlar os seus sintomas.[86] Ao passo que doses menores de curcumina (<2.000 mg/dia) não conseguiram proporcionar alívio.[86] Num estudo piloto conduzido por Singh V et al, a curcumina foi estudada como uma opção de tratamento para o tratamento do líquen plano oral e foram encontrados resultados positivos tanto em termos de alívio sintomático como de diminuição do tamanho da lesão.[87] Agarwal N et al utilizaram curcuma disponível no mercado para o tratamento de 30 pacientes diagnosticados com fibrose submucosa oral e verificaram que há uma diminuição significativa da sensação de ardor, mas a abertura da boca não melhorou significativamente.[88]

B) **POLIFENÓIS DO CHÁ VERDE**

FONTE:

O chá é obtido a partir das folhas da planta Camellia sinensis. O chá verde é preparado a partir da folha de chá fresca e é amplamente consumido devido a vários efeitos benéficos para a saúde, uma vez que é de natureza anti-inflamatória, antiartrítica, antibacteriana, anti-angiogénica, antioxidante, antiviral, neuroprotectora e cardioprotectora. Os principais flavonóides do chá verde são as catequinas. Existem quatro tipos de catequinas reconhecidas principalmente no chá verde: epicatequina (EC), epigalocatequina (EGC), epicatequina-3-galato (ECG) e epigalocatequina-3-galato (EGCG). A EGCG é conhecida como a principal catequina do chá verde pelo seu efeito máximo benéfico para a saúde.[89]

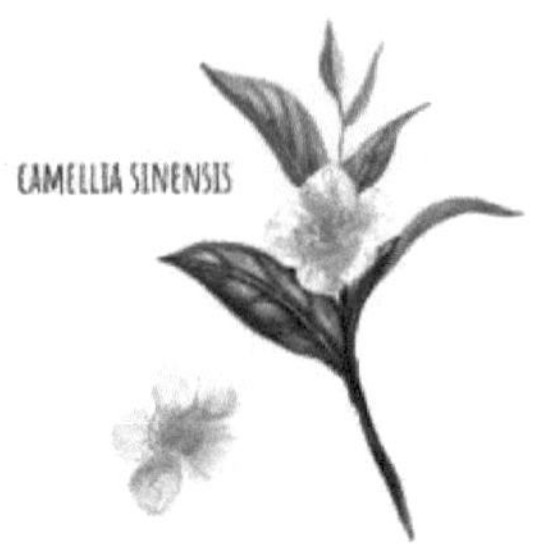

Fig.12.fonte de EGCG

MECANISMO DE ACÇÃO:

A epigalocatequina-3-galato detém o ciclo celular na fase G0-G1, suprime a atividade da ciclina D1, aumenta os níveis das proteínas p14ARF e/ou p16. Por conseguinte, estabiliza a p53 e regula a apoptose, inibe a angiogénese diminuindo a fosforilação do recetor do fator de crescimento endotelial vascular (VEGFr), bloqueando assim a secreção de VEGF pelas células tumorais.[90] A EGCG previne a invasão e a metástase da linha celular de cancro oral (OC2), que deriva do carcinoma da mucosa bucal, através da inibição da metaloproteinase da matriz MMP2 e MMP9. Também suprimiu a capacidade do ativador do plasminogénio da uroquinase (uPA), induzindo assim a mobilidade das células cancerígenas de uma forma sinérgica com as MMPs. Este uPA é responsável pela degradação da matriz extracelular.[91] A EGCG reduz a atividade transcricional do NF-κB, a expressão da COX-2 e a síntese da PGE-2. O EGCG protege da mutação do p53 ativando o p53 do tipo selvagem. Promove a hipofosforilação de p Rb (proteína supressora de tumores) e a sua ativação, e inibe MMPs como a MMP-9.[92] A maioria dos estudos demonstrou que a EGCG inibe a fosforilação da tirosina quinase EGFR no cancro da cabeça e do pescoço. Também prejudica a sinalização do recetor do fator de crescimento epidérmico (EGFR) ao induzir a degradação do EGFR mediada pela ubiquitina.[93]

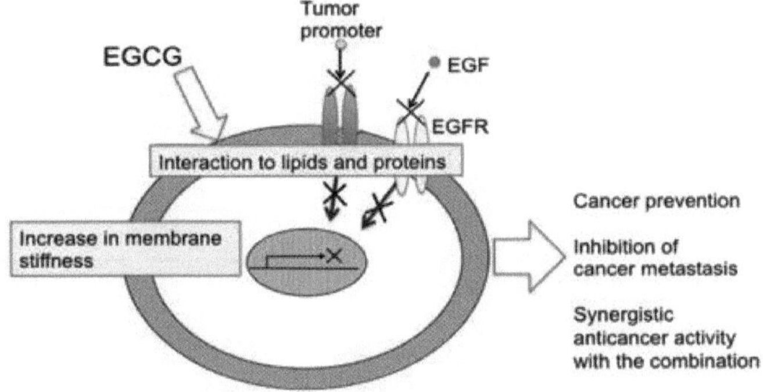

FIG.13. Mecanismo de ação da EGCG

ENSAIOS CLÍNICOS SOBRE EGCG:

Chen et al. observaram a cultura de CEC da língua humana (CEC-7) suplementada com EGCG, e descobriram que a inibição da invasão celular era provavelmente através da regulação negativa da expressão de MMPs e u-PA (uroquinase-plasminogénio ativador-serina protease).[94] Até à data, os dados clínicos baseavam-se em estudos de prevenção, e não foi feita qualquer tentativa de tratar CEC com extractos de chá verde (GTE)/EGCG. Foi realizado um estudo de fase II, aleatório e controlado por placebo para examinar os efeitos da suplementação com extrato de chá verde no resultado de lesões pré-malignas orais de alto risco em 28 participantes durante 12 semanas. Observou-se que doses elevadas de extrato de chá verde (750 e 1000 mg/m2) tiveram um resultado clínico e histológico significativo, embora não tenham sido associadas ao desenvolvimento de cancro oral a longo prazo. No entanto, ensaios de intervenção mais longos poderão ser capazes de demonstrar a prevenção do cancro oral.[86] Em ratos, o cancro oral foi induzido pelo óxido de 4 nitroquinolina 1 (4-NQO) e foram-lhes administrados extractos de polifenóis de chá verde. O número e o volume dos tumores eram em média mais pequenos do que nos ratos que não receberam chá verde.[95]

C) RESVERATROL

FONTE:

O resveratrol é um componente da casca da uva, do vinho tinto, das bagas, dos amendoins e de muitas outras plantas.

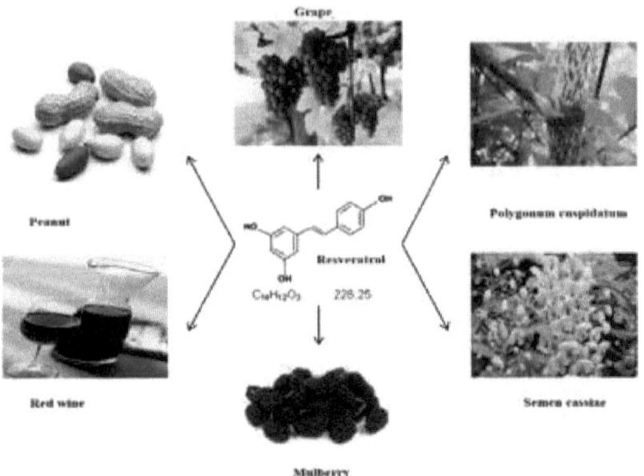

Fig. 14. Fontes de resveratrol

MECANISMO DE ACÇÃO:

É um polifenol bioativo que ativa as enzimas antioxidantes, previne a inflamação, liga-se diretamente ao ADN e ao ARN e estimula as cinases do ponto de controlo dos danos no ADN, afectando a genómica, especialmente nas células malignas.[96] Sabe-se que suprime a síntese de novo da iNOS e da COX-2 através da inibição da via do NF-κB. O resveratrol também suprime as respostas inflamatórias estimuladas pela lipoxigenase e a produção de óxido nítrico. Assim, neutraliza os danos no ADN associados a ROS e/ou RNS e as respostas inflamatórias como parte da sua potencial eficácia preventiva da quimioprevenção do cancro.[97]

ENSAIOS CLÍNICOS SOBRE O RESVERATROL:

A alimentação com extrato de semente de uva (GSE) e Resveratrol (Res) durante 8 semanas diminuiu moderadamente a incidência, mas preveniu de forma notável a multiplicidade e a gravidade das lesões pré-neoplásicas e neoplásicas induzidas pela 4NQO, sem qualquer toxicidade aparente. O GSE e o Res puderam prevenir eficazmente a tumorigénese oral induzida pela 4NQO através da modulação da ativação da AMPK, inibindo assim a proliferação e induzindo a apoptose e a autofagia, como mecanismos da sua eficácia.[97] Foi evidente que a exposição das células OSCC a este polifenol durante 48 horas causou a paragem do ciclo celular na fase G2/M, o que se deveu a alterações no nível de expressão das proteínas como a ciclina A e a ciclina B1.[98] Também pode regular negativamente a produção de TGF-β, resultando na inibição da atividade das células T reguladoras (Treg)

[CD4(+)CD25(+)FoxP3(+)].[99] HS-1793, um análogo sintético do resveratrol, foi recentemente descoberto num estudo que modulava os linfócitos T derivados de tumores, suprimindo de forma preponderante a população de células Treg, contribuindo assim para a atividade antineoplásica.[100]

ÁCIDOS GORDOS ÓMEGA 3

FONTE:

O termo "ácidos gordos ómega 3" refere-se a um grupo de ácidos gordos polinsaturados que contêm uma dupla ligação carbono-carbono no terceiro átomo de carbono a partir da extremidade metil da cadeia carbonada. São substratos de várias enzimas provenientes da alimentação e são considerados os principais componentes dos fosfolípidos das membranas celulares. Os ácidos gordos ómega 3 mais conhecidos, que desempenham um papel fundamental na fisiologia humana, são o ácido alfa-linolénico (ALA), obtido a partir de fontes vegetais, o ácido eicosapentaenóico (EPA) e o ácido docosahexaenóico (DHA), ambos obtidos a partir de fontes marinhas. O corpo humano tem uma capacidade limitada de formar EPA e DHA a partir do ALA. Esta capacidade pode até tornar-se menor com a idade. Por conseguinte, os ácidos gordos ómega 3 devem ser obtidos principalmente a partir de fontes alimentares. Sabe-se que estes invertem a caquexia do cancro, melhoram a massa muscular e a massa magra do corpo e promovem a manutenção do peso.

Soybean
Salmon
Canola Oil
Spinach
Omega 3 Rich Foods
Mackerel
Walnut
Flaxseed
Chia Seeds
Kidney Beans

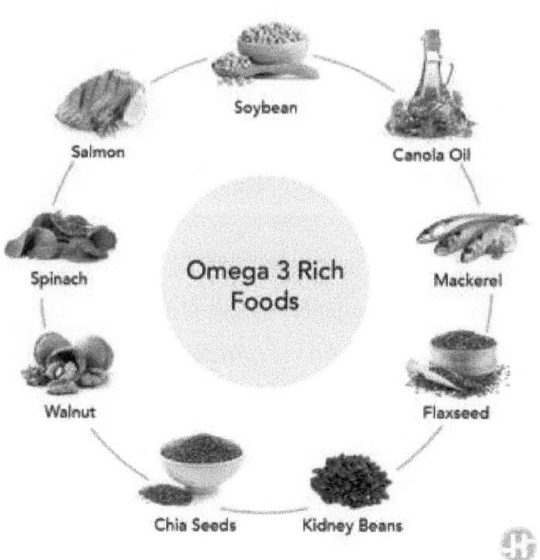

Fig.15.Fontes de ácidos gordos ómega 3

MECANISMO DE ACÇÃO:

Os ácidos gordos ómega 3 desempenham um papel crucial na alteração da transdução de sinais associados à membrana, como a modificação da composição lipídica das balsas membranares, ou seja, a alteração da sinalização EGFR, bem como na regulação positiva da peroxidação lipídica, que causa danos irreversíveis nas células, aumentando assim a sensibilidade aos medicamentos e induzindo a apoptose, ou modulando a expressão de genes envolvidos em múltiplas vias de sinalização, incluindo NF-κB e proteínas quinases activadas por mitogénio (MAPK).[101] Um estudo demonstrou que o extrato de abacate, uma fonte rica em ácido oleico, regula positivamente os genes supressores de tumores, como o p21 e o p27, que são bem conhecidos por bloquearem a progressão do ciclo celular ao induzirem a paragem do ciclo celular G2 /M.[102] Outro estudo demonstrou que as acetogeninas alifáticas, o acetato de (2S, 4S)-2,4-dihidroxiheptadec-16-enilo e o acetato de (2S, 4S)-2,4-dihidroxiheptadec-16-inoilo, os dois componentes isolados do abacate, inibem a via oncogénica EGRK/RAF/MEK/ERK1/2.[103]

ENSAIOS CLÍNICOS SOBRE OS ÁCIDOS GORDOS ÓMEGA 3:

Gama et al realizaram um estudo para avaliar os efeitos do ómega-3 PUFAS ou do óleo de peixe (FO) como potencial agente quimiopreventivo para prevenir a carcinogénese do trato aero-digestivo superior iniciada pelo 4-NQO em ratinhos suíços. A quimioprevenção com FO não mostrou qualquer benefício na prevenção do processo de carcinogénese iniciado pelo 4-NQO para o cancro oral. A ação protumoral sugestiva da FO quando administrada após o início do tumor parece demonstrar que pode potenciar a ação do 4-NQO na carcinogénese do esófago dos ratos suíços.[104] Num outro estudo, verificou-se que tanto a FA como o extrato D003 inibem a tumorigénese induzida pelo DMBA. No entanto, nenhum deles alterou significativamente o estádio ou a frequência da displasia existente induzida pelo DMBA no HCP. Isto sugere que o efeito preventivo do cancro do extrato de abacate é através da inibição da progressão do tumor, em vez de reverter as alterações pré-malignas existentes induzidas pelo carcinogéneo.[105]

ANTHOCYANINS

FONTE:

As antocianinas conferem as cores vermelhas, azuis e roxas brilhantes a frutos e legumes como as bagas, as maçãs, a couve roxa e o milho

Elderberry
1816 mg/100g
Blueberry
495 mg/100g
Purple corn
1642 mg/100g
Food Sources
Richest in
Anthocyanins
Raspberry
687 mg/100g
Chokeberry
1480 mg/100g
Pomegranate
765 mg/100g
Bilberry
698 mg/100g
Red grapes
750 mg/100g

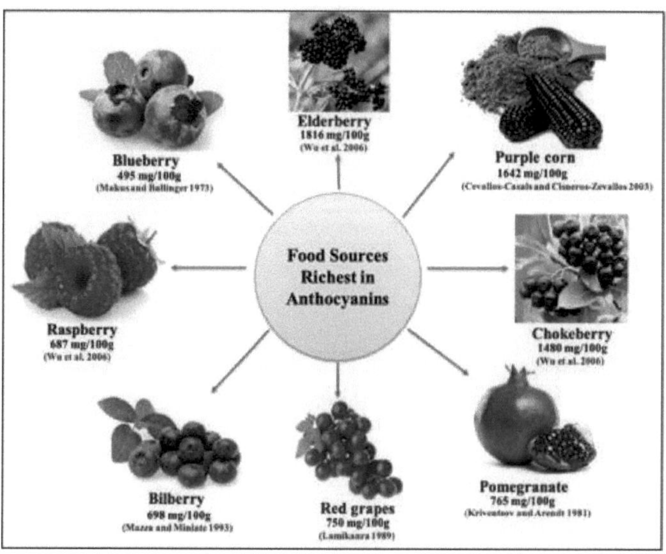

Fig.16.Fontes de antocianinas

MECANISMO DE ACÇÃO:

Uma dieta rica em antocianinas polifenólicas (ACs) tem sido relatada como um agente quimioprotector em modelos in vivo através da regulação de citocinas inflamatórias. Estas inibem significativamente e também regulam em baixa a expressão excessiva de mediadores pró-inflamatórios induzidos, que incluem a prostaglandina E2, o óxido nítrico e também citocinas pró-inflamatórias como a IL-1β e o TNF-α, sem qualquer citotoxicidade significativa.[106] Além disso, sabe-se que as antocianinas inibem a translocação nuclear de NF-κB e a degradação de IκBα, bem como a fosforilação de MAPKs.[92] (Fig.17)

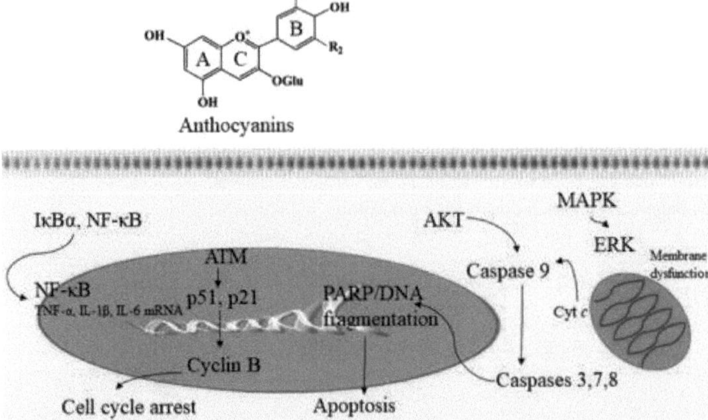

Fig.17.Mecanismo de ação das antocianinas

ESTUDOS CLÍNICOS SOBRE AS ANTOCIANINAS:

O exame histológico das bolsas das bochechas de hamsters (induzidas por DMBA) revelou uma redução significativa da displasia ligeira e grave após 12 semanas de tratamento com morangos liofilizados (LS) a 5% e 10%. A análise molecular revelou que os genes relacionados com o desenvolvimento do tumor foram modulados pelo LS.[107] As bolsas de bochecha de hamster (HCPs) foram tratadas com um carcinogéneo durante 6 semanas para iniciar um microambiente de mucosa de alto risco (HARM). Subsequentemente, as bolsas das bochechas dos hamsters foram administradas topicamente com uma suspensão de framboesa preta (BRB) em estudos de curto ou longo prazo. Observou-se, após 12 semanas, que a multiplicidade de CEC (-41,3%), a incidência de tumores (-37,1%) e a taxa de proliferação (-6,9%) foram reduzidas nos HCP que receberam BRB. A aplicação de BRBs tópicos correlacionou-se com um aumento da expressão de Rb1 em lesões orais em desenvolvimento.[108] Noutro estudo, os doentes com carcinomas de células escamosas orais (OSCC) confirmados por biopsia receberam trociscos orais contendo pó de BRB liofilizado e os biomarcadores de transcrição foram avaliados. Após a administração de BRB em trociscos, a expressão de genes pró-sobrevivência (EGFR, AURKA, BIRC5) e de genes pró-inflamatórios (PTGS2, NFKB1) foi significativamente reduzida. Não foram observadas toxicidades de grau 3-4 ou eventos adversos associados ao BRB, e 30 pacientes (79,2%) completaram com sucesso o estudo com elevados níveis de adesão (97,2%).[109]

GENISTEIN

FONTE:

A genisteína é uma isoflavona composta derivada da soja e é conhecida como um fitoestrogénio que tem uma estrutura semelhante à do estrogénio

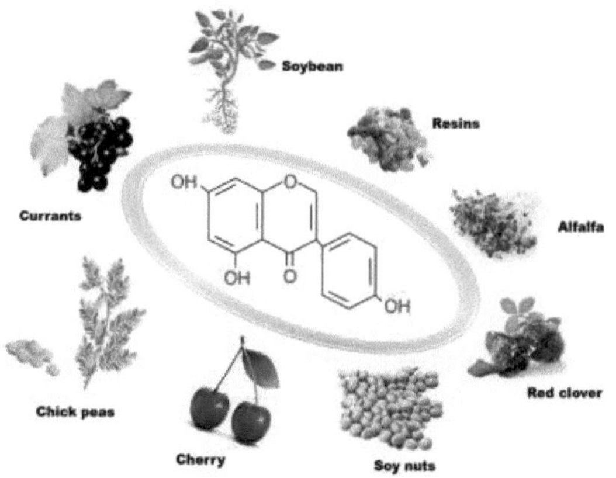

Fig.18.Fontes de Genisteína

MECANISMO DE ACÇÃO:

Este fitoquímico tem múltiplas funções biológicas, incluindo a função quimiopreventiva do cancro. A genisteína é conhecida por inibir a expressão de c-fos induzida por TPA, a atividade de ERK e a atividade de AP-1 em células humanas de cancro da mama.[110] No modelo de ratinho transgénico para o cancro da próstata, a suplementação de genisteína reduziu significativamente a ativação de EGFR e IGF-1R e a sua sinalização a jusante.[111] A genisteína também regula negativamente a fosforilação do IκB, inibindo assim a translocação nuclear do NF-κB, o que resulta numa diminuição da ligação ao ADN e da ativação do NF-κB nas células cancerosas da próstata.[112] Sabe-se que inibe a proliferação celular através da inativação da via IGF1R/PI3K/AKT.[113] Em especial, as células HN4 SCC (Head and Neck Squamous cell carcinoma) tratadas com genisteína sofreram alterações morfológicas que sugerem paragem do crescimento, diferenciação celular e eventual morte celular. Após uma análise citométrica de fluxo, foi confirmado que a genisteína induziu a paragem do ciclo de fase S/G2M. A genisteína induziu a apoptose nas células HN4SCC. Não se observou qualquer toxicidade nos queratinócitos normais tratados com genisteína.[114]

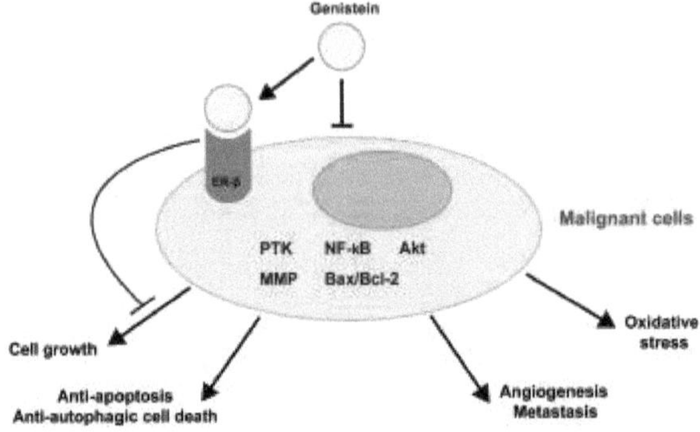

Fig.19.Mecanismo de ação da Genisteína

ENSAIOS CLÍNICOS SOBRE A GENISTEÍNA:

Num estudo com animais, a genisteína (0,5 mg/kg) foi injectada no tumor (HSC-3) de ratinhos portadores de tumor para comparar a taxa de crescimento do tumor e as metástases para os nódulos linfáticos ou para os pulmões, tendo a densidade de microvasos (CD31) sido subsequentemente examinada por imunohistoquímica. Verificou-se que o grupo tratado com genisteína apresentou uma regulação negativa da expressão do ARNm do VEGF, mas não da expressão do ARNm do bFGF e da MMP-2. Nos ratinhos tratados com genisteína, verificou-se uma imuno-reatividade CD31 significativamente mais baixa. No entanto, não foram encontradas diferenças significativas no crescimento do tumor e no comportamento metastático no grupo experimental e no grupo de controlo. Estes resultados demonstram a possível utilização da genisteína como um potencial agente quimiopreventivo no carcinoma oral de células escamosas.[115] Noutro estudo, as bolsas da bochecha esquerda de hamsters dourados sírios machos foram aplicadas topicamente com solução de DMBA (0,5% em óleo mineral), três vezes por semana durante 6 semanas. Dois dias após o último tratamento com DMBA, a genisteína suspensa em água destilada (10 mg/kg de peso corporal/dia) ou o mesmo volume de água destilada foi administrada aos animais por gavagem diariamente durante 12 semanas. O tratamento com genisteína diminuiu a incidência de tumores orais visíveis de 53,6% (15/28) do controlo positivo para 40,7% (11/27), mas a diferença não foi estatisticamente significativa. Além disso, não foi observada qualquer diferença estatisticamente significativa entre o grupo de controlo e o grupo tratado com genisteína no número médio de tumores ou hamsters portadores de tumores, no volume médio do tumor ou na latência. A densidade vascular no OSCC do grupo de estudo e do grupo de controlo era semelhante. Os resultados não mostraram qualquer efeito inibitório da genisteína na fase pós-inicial da carcinogénese oral induzida quimicamente. Por outro lado, a genisteína pareceu promover a tumorigénese do estroma da submucosa oral em combinação com o DMBA. Por conseguinte, é necessário ter cuidado com as pessoas com predisposição para o cancro oral. 116

VITAMINA D

FONTE:

A vitamina D3 é o precursor da mais potente hormona esteroide calcitriol (1, 25 di-hidroxivitamina D3 (1,25(OH)2D3)) que regula a expressão de muitos genes presentes em todos os tecidos do corpo. Na pele. A vitamina D pode ser sintetizada em quantidades adequadas utilizando a energia da radiação ultravioleta (UV) que provém da luz solar. Por isso, não é considerada um elemento essencial. A maioria dos alimentos tem uma pequena quantidade de vitamina D, a não ser que sejam fortificados. Isto implica que os seres humanos dependem da luz solar para manter níveis adequados de vitamina D. Os alimentos ricos em vitamina D são o queijo, a manteiga, o leite fortificado, os cereais saudáveis e o peixe gordo.[117]

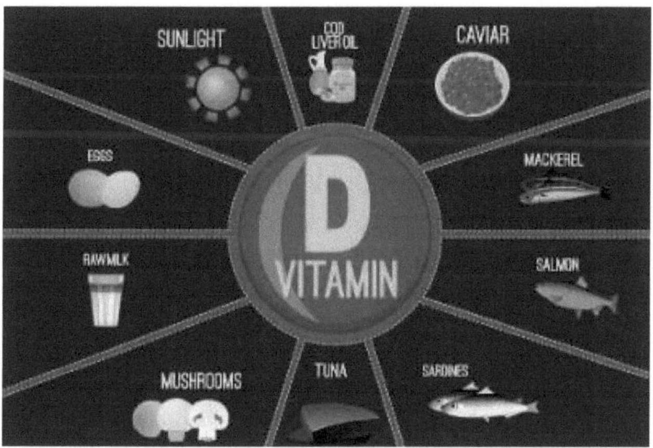

Fig.20.fontes de vitamina D

MECANISMO DE ACÇÃO:

O calcitriol inibe a síntese das prostaglandinas, suprimindo a ciclo-oxigenase 2 (COX2) e a sinalização das prostaglandinas, aumentando a expressão da 15-hidroxiprostaglandina desidrogenase (uma enzima catabólica) e diminuindo a expressão dos receptores das prostaglandinas.[118] Desempenha um papel importante na inibição da sinalização NF-κB. Regula a expressão dos componentes do sistema ativador do plasminogénio e suprime a atividade da MMP-9 e aumenta a expressão da TIMP-1 (inibidor tecidular da metaloproteinase 1).[119] Também regula negativamente o fator de crescimento endotelial vascular (VEGF) através da repressão transcricional do HIF-1α (fator induzível por hipoxia 1 alfa) e da interleucina-8 (IL-8) de uma forma dependente do NF-Kb.[120] Alguns análogos do calcitriol podem ter sido mais eficazes na contenção do crescimento tumoral do que o calcitriol em doses equivalentes, ao mesmo tempo que exercem efeitos calcémicos reduzidos em modelos animais. As combinações de calcitriol com outros fármacos anticancerígenos mostram mais eficácia do que os fármacos individuais na inibição do crescimento tumoral. Por exemplo, quando o calcitriol é combinado com inibidores do CYP24A1, as acções anticancerígenas são aumentadas juntamente com os efeitos hipercalcémicos.[117]

ENSAIOS CLÍNICOS SOBRE A VITAMINA D:

Um ensaio clínico incluiu 16 pacientes com HNSCC recentemente diagnosticado sem tratamento e 16 pacientes tratados com 1,25(OH)2D3 durante um intervalo de 3 semanas entre o diagnóstico do cancro e o tratamento cirúrgico. Os tecidos de CECP dos pacientes que receberam tratamento com 1,25(OH)2D3 tinham níveis aumentados de células CD4(+) e, mais proeminentemente, de células T CD8(+). Verificou-se também um aumento significativo das células que expressam o marcador de ativação linfoide CD69. Os resultados deste estudo demonstram que os doentes tratados com 1, 25(OH)2D3 tiveram um tempo mais longo para a recorrência do tumor em comparação com os doentes que não foram tratados antes da cirurgia.[121] Katelyn et al investigaram a eficácia do tratamento a curto prazo com 1, 25(OH)2D3 em combinação com o inibidor do EGFR denominado erlotinib contra o CECP. Os resultados dos estudos realizados em ratinhos portadores de PDX mostraram uma inibição significativa do crescimento do tumor com o tratamento combinado. Este tratamento combinado foi bem tolerado sem qualquer alteração significativa do peso corporal. A avaliação patológica revelou uma diminuição significativa da gravidade da displasia com o tratamento combinado em comparação com a monoterapia.[122]

VITAMINA E

Vitamina E é o termo coletivo para uma família de substâncias químicas estruturalmente relacionadas com o alfa-tocoferol. O alfa-tocoferol, o principal constituinte da vitamina E, tem capacidade de proliferação antitumoral e funciona como um eliminador de radicais livres para evitar a peroxidação lipídica de ácidos gordos polinsaturados.

ENSAIOS CLÍNICOS SOBRE A VITAMINA E

Benner *et al.*[12], no seu ensaio de 1993, mostraram que 43 doentes com leucoplasia oral que tomaram vitamina E duas vezes por dia durante 24 semanas tiveram uma resposta clínica de 46% e uma resposta histológica de 21%. O tratamento foi bem tolerado, sem qualquer toxicidade superior a grau 2 e com boa adesão.[123] Por outro lado, Miller *et al.* efectuaram uma meta-análise da relação dose-resposta entre a suplementação com vitamina E e a mortalidade total, utilizando dados de ensaios clínicos aleatórios controlados. Verificou-se que doses elevadas de suplementação de vitamina E (> 400 UI/d) podem aumentar a mortalidade por todas as causas e devem ser evitadas. [124]

VITAMINA K

A vitamina K é um grupo de vitaminas lipossolúveis estruturalmente semelhantes, quimicamente compostas por filoquinona (K1), menaquinonas (K2) e menadiona (K3). Estudos demonstraram que a Vitamina K1 interrompe o crescimento celular, a Vitamina K2 actua sobre as ciclinas para inibir o ciclo celular e uma combinação de Vitamina K3 e Vitamina C causa a morte celular referida como autocicatrização.[125] Ainda são necessários mais estudos para provar a eficácia da vitamina K como um potente agente quimiopreventivo.

AGENTES QUIMIOPREVENTIVOS COM ALVO MOLECULAR

AGENTES QUIMIOPREVENTIVOS COM ALVO MOLECULAR

O carcinoma oral de células escamosas desenvolve-se após a acumulação de alterações genéticas nos epitélios expostos a agentes cancerígenos. O processo de carcinogénese em várias etapas abriu portas para a investigação de biomarcadores que podem levar ao desenvolvimento de novos agentes quimiopreventivos.

GENE H-RAS

A GTPase HRas, também conhecida como proteína transformadora p21, é uma enzima que, nos seres humanos, é codificada pelo gene H-ras. A proteína H-ras é uma GTPase que está envolvida na regulação da divisão celular em resposta à estimulação por factores de crescimento. Uma mutação no gene H-ras é encontrada em 27% - 61% dos casos de carcinoma de células escamosas e 30% da leucoplasia oral.[126]

INIBIDORES DA CICLO-OXIGENASE-2

A ciclo-oxigenase (COX)-2 é uma enzima induzível produzida por muitos tipos de células em resposta a múltiplos estímulos. Recentemente, a sobre-expressão da COX-2 foi encontrada em vários tipos de cancros humanos, incluindo o cancro oral. A sua sobreexpressão inibe a apoptose, aumenta a proliferação das células tumorais e reforça o potencial metastático. Estes resultados justificam a utilização de inibidores selectivos da COX-2 como agentes quimiopreventivos. O celecoxib é um inibidor altamente seletivo da COX-2, com menor toxicidade e pode ser utilizado para reverter ou parar a carcinogénese oral numa fase inicial da doença.[127]

RECEPTOR DO FACTOR DE CRESCIMENTO EPIDÉRMICO

O Recetor do Fator de Crescimento Epidérmico (EGFR) é um recetor tirosina quinase que está sobreexpresso na displasia oral e no cancro invasivo e está associado a um mau prognóstico em doentes com CECP. Uma vez que o EGFR é frequentemente expresso, a utilização de agentes específicos que inibem a tirosina quinase do EGFR pode prevenir o cancro da cabeça e do pescoço. Estudos sobre linhas celulares de CECP demonstraram que a combinação de EGFR-TKI e celecoxib inibiu sinergicamente o crescimento das linhas celulares de CECP com apoptose em 72% com tratamento combinado, 21%-50% com terapia de agente único e 8% sem tratamento.[128]

P53GENE

A inativação mutacional do supressor tumoral p53 é o fenómeno mais frequente na maior parte dos cancros humanos. O p53 desempenha um papel importante na supressão tumoral, principalmente através da indução da paragem do crescimento e da apoptose, bem como do bloqueio da angiogénese. Além disso, o p53 confere geralmente a sensibilidade das células cancerosas à quimiorradiação, o que faz do p53 o alvo mais apelativo para a descoberta de medicamentos anticancerígenos orientados por mecanismos. A terapia genética com p53 de tipo selvagem, administrada por vectores de adenovírus, está a ser estudada extensivamente. Outras abordagens biológicas incluem o desenvolvimento de vírus oncolíticos concebidos para se replicarem e matarem apenas as células defeituosas do p53 e também o desenvolvimento de siRNA e de RNA anti-sentido que activam o p53 inibindo a função dos reguladores negativos Mdm2, MdmX e HPV E6. Estão também a ser experimentadas várias pequenas moléculas que activam direta ou indiretamente a resposta do p53, das quais as mais avançadas são os inibidores da interação p53 mdm2.[129] Estão ainda a ser efectuados mais estudos para validar outros compostos novos que podem ter como alvo as vias de sinalização do p53.

CONCLUSÃO

A quimioprevenção está a ser amplamente estudada e aceite como um método para matar as células propensas ao cancro na fase inicial da carcinogénese e impedir a sua progressão para um carcinoma invasivo, reduzindo assim a morbilidade e a mortalidade a ele associadas. As doenças potencialmente malignas são facilmente acessíveis ao exame visual, à recolha de amostras para diagnóstico e à avaliação da resposta ao tratamento, o que as torna um modelo ideal para experimentar estratégias quimiopreventivas. Além disso, o cancro oral tem um modelo de progressão tumoral bem definido e os agentes quimiopreventivos podem ser dirigidos a vários níveis para impedir a progressão de uma lesão displásica para carcinoma. Para além dos retinóides e do beta-caroteno, os polifenóis, especialmente o galato de epigalocatequina (EGCG) presente no chá verde, apresentam resultados muito promissores. Os agentes com alvos moleculares, como o gene H-ras, os inibidores do recetor do fator de crescimento epidérmico (EGFR), os compostos alvo do gene p53 e os inibidores da ciclo-oxigenase-2 (COX-2) têm um elevado potencial para serem utilizados como agentes quimiopreventivos, mas requerem uma validação terapêutica mais aprofundada. Embora sejam necessários mais ensaios para obter eficácia e uma boa adesão dos doentes, a quimioprevenção do cancro oral é definitivamente muito promissora.

BIBLIOGRAFIA

1. D'souza S, Addepalli V. Medidas preventivas no cancro oral: Uma visão geral. Biomedicina & Farmacoterapia. 2018 Nov 1;107:72-80.

2. Warnakulasuriya S. Living with oral cancer: epidemiology with particular reference to prevalence and life-style changes that influence survival (Viver com o cancro oral: epidemiologia com particular referência à prevalência e às alterações do estilo de vida que influenciam a sobrevivência). Oral oncology. 2010 Jun 1;46(6):407-10.

3. E. Ullah, O. Janjua, A. Tahir, A. Nagi, O papel dos mastócitos e da angiogénese no carcinoma espinocelular oral bem diferenciado, J. Cancer Res. Ther. 9 (2013) 387-391, https://doi.org/10.4103/0973-1482.119311.

4. Dissanayaka WL, Pitiyage G, Kumarasiri PV, Liyanage RL, Dias KD, Tilakaratne WM. Parâmetros clínicos e histopatológicos na sobrevivência do carcinoma de células escamosas oral. Cirurgia oral, medicina oral, patologia oral e radiologia oral. 2012 Abr 1;113(4):518-25.

5. Koontongkaew S. The tumor microenvironment contribution to development, growth, invasion and metastasis of head and neck squamous cell carcinomas. Journal of Cancer. 2013;4(1):66.

6. Gandini S, Botteri E, Iodice S, Boniol M, Lowenfels AB, Maisonneuve P, Boyle P. Tobacco smoking and cancer: a meta-analysis. International journal of cancer. 2008 Jan 1;122(1):155-64.

7. Reidy J, McHugh E, Stassen LF. Uma revisão da relação entre o álcool e o cancro oral. O cirurgião. 2011 Oct 1;9(5):278-83.

8. Hail Jr N, Cortes M, Drake EN, Spallholz JE. Cancer chemoprevention: a radical perspective. Free Radical Biology and Medicine. 2008 Jul 15;45(2):97-110.

9. Day TA, Chi A, Neville B, Hebert JR. Prevenção do cancro da cabeça e do pescoço. Relatórios actuais de oncologia. 2005 Abr;7:145-53.

10. Sharma V, Giri S. Cancer control in India-A sorry state. Jornal indiano do cancro. 2009 Oct 1;46(4):340.

11. Nayak AG, Vineetha R, Pai KM. Regulamentos anti-tabaco na Índia - genuínos ou enganosos Indian Journal of Cancer. 2010 Jul 1;47(Suppl 1):S107.

12. Chhaparwal Y, Pai K, Vineetha R. Chemoprevention of oral cancer (Prevenção química do cancro oral). Jornal da Academia Indiana de Medicina Oral e Radiologia. 2012;24(1):39.

13. Tsao AS, Kim ES, Hong WK. Chemoprevention of cancer. CA: a cancer journal for clinicians. 2004 maio;54(3):150-80.

14. Sporn MB. Approaches to prevention of epithelial cancer during the preneoplastic period (Abordagens para a prevenção do cancro epitelial durante o período pré-neoplásico).

15. Rashid S. Cancro e quimioprevenção: An overview. Singapura: Springer; 2017 Jul 5.

16. Behura SS, Singh DK, Masthan KM, Babu NA, Sah S. Chemoprevention of oral cancer: Um projeto promissor. Int J Oral Care Res. 2015;3(2):80-7.

17. Kelloff GJ, Sigman CC, Greenwald P. Cancer chemoprevention: progress and promise. European Journal of Cancer. 1999 Dec 1;35(14):2031-8.

18. Surh YJ. Cancer chemoprevention with dietary phytochemicals. Nature Reviews Cancer. 2003 Dec;3(10):768-80.

19. Wattenberg L, Lipkin M, Boone CW, Kelloff GJ. Cancer chemoprevention. CRC press; 1992 Aug 20.

20. Hu R, Saw CL, Yu R, Kong AN. Regulação da sinalização do fator 2 relacionado com o NF-E2 para a quimioprevenção do cancro: antioxidante associado a anti-inflamatório. Antioxidantes e sinalização redox. 2010 Dec 1;13(11):1679-98.

21. Suvarna C, Chaitanya NC, Ameer S, Inamdar P, Alugubelli S, Bhagyanagar A. Agentes quimiopreventivos na pré-malignidade oral: Uma revisão da gestão médica. Jornal da Sociedade Internacional de Odontologia Preventiva e Comunitária. 2020 Mar;10(2):127.

22. Benetou V, Lagiou A, Lagiou P. Quimioprevenção do cancro: Evidências actuais e perspectivas futuras. F1000Research. 2015;4(F1000 Faculty Rev).

23. Lee JS, Surh YJ. Nrf2 como um novo alvo molecular para a quimioprevenção. Cancer letters. 2005 Jun 28;224(2):171-84.

24. Issa AY, Volate SR, Wargovich MJ. The role of phytochemicals in inhibition of cancer and inflammation: New diretions and perspectives. Journal of Food Composition and Analysis. 2006 Aug 1;19(5):405-19.

25. Loo G. Redox-sensitive mechanisms of phytochemical-mediated inhibition of cancer cell proliferation. Jornal de bioquímica nutricional. 2003 Feb 1;14(2):64-73.

26. Hyde CA, Missailidis S. Inhibition of arachidonic acid metabolism and its implication on cell proliferation and tumor-angiogenesis (Inibição do metabolismo do ácido araquidónico e sua implicação na proliferação celular e na angiogénese tumoral). International immunopharmacology. 2009 Jun 1;9(6):701-15.

27. Kundu JK, Surh YJ. Inflammation: gearing the journey to cancer. Mutation Research/Reviews in Mutation Research. 2008 Jul 1;659(1-2):15-30.

28. Murakami A, Ohigashi H. Direcionar NOX, INOS e COX-2 em células inflamatórias: quimioprevenção utilizando fitoquímicos alimentares. Revista Internacional do Cancro. 2007 Dec 1;121(11):2357-63.

29. Sarkar FH, Li Y. Cell signaling pathways altered by natural chemo preventive agents. Mutation Research/Fundamental and Molecular Mechanisms of Mutagenesis. 2004 Nov 2;555(1-2):53-64.

30. Rashid S, Rashid S. Preclinical Development of Chemo preventive Agents for Chemoprevention (Desenvolvimento pré-clínico de agentes quimiopreventivos para a quimioprevenção). Cancer and Chemoprevention: An Overview. 2017:65-77.

31. Stan SD, Hahm ER, Warin R, Singh SV. Withaferin A causa apoptose dependente de FOXO3a e Bim e inibe o crescimento de células humanas de cancro da mama in vivo. Cancer research. 2008 Sep 15;68(18):7661-9.

32. Lepley DM, Li B, Birt DF, Pelling JC. O flavonoide quimiopreventivo apigenina induz a paragem G2/M em queratinócitos. Carcinogenesis. 1996 Nov 1;17(11):2367-75.

33. Riboli E, Norat T. Cancer prevention and diet: oppourtunities in Europe. Public health nutrition. 2001 Apr;4(2b):475-84.

34. Toshiya K, Testuya T, Akira H, Takuji T. Cancer chemoprevention through the induction of apoptosis by natural compounds. Journal of Biophysical Chemistry. 2012 maio 29;2012.

35. Chen C, Kong AN. Dietary cancer-chemopreventive compounds: from signaling and gene expression to pharmacological effects. Tendências em ciências farmacológicas. 2005 Jun 1;26(6):318-26.

36. Hollman PC, Feskens EJ, Katan MB. Tea flavonols in cardiovascular disease and cancer epidemiology (Os flavonóis do chá na epidemiologia das doenças cardiovasculares e do cancro). Actas da Sociedade de Biologia Experimental e Medicina. 1999 Abr;220(4):198-202.

37. Nijveldt RJ, Van Nood EL, Van Hoorn DE, Boelens PG, Van Norren K, Van Leeuwen PA. Flavonoids: a review of probable mechanisms of action and potential applications. The American journal of clinical nutrition. 2001 Oct 1;74(4):418-25.

38. Chou CC, Yang JS, Lu HF, Ip SW, Lo C, Wu CC, Lin JP, Tang NY, Chung JG, Chou MJ, Teng YH. Paragem do ciclo celular mediada por quercetina e apoptose envolvendo a ativação de uma cascata de caspase através da via mitocondrial em células de cancro da mama humano MCF-7. Arquivos de investigação farmacêutica. 2010 Aug;33:1181-91.

39. Senthilkumar K, Elumalai P, Arunkumar R, Banudevi S, Gunadharini ND, Sharmila G, Selvakumar K, Arunakaran J. A quercetina regula a sinalização do fator de crescimento semelhante à insulina e induz a apoptose mediada pelas vias intrínseca e extrínseca em células de cancro da próstata independentes de androgénios (PC-3). Molecular and cellular biochemistry. 2010 Nov;344:173-84.

40. Galati G, Teng S, Moridani MY, Chan TS, O'Brien PJ. Mecanismos de quimioprevenção e apoptose do cancro induzidos por polifenólicos dietéticos. Drug metabolism and drug interactions. 2000 Dec;17(1-4):311-50.

41. Sharma RA, Browning MJ. Mechanisms of the self/non-self-survey in the defence against cancer: potential for chemoprevention? Critical reviews in oncology/hematology. 2005 Oct 1;56(1):5-22.

42. Sabzevari O, Galati G, Moridani MY, Siraki A, O'Brien PJ. Mecanismos citotóxicos moleculares das hidroxicalconas anticancerígenas. Interações químico-biológicas. 2004 Jun 30;148(1-2):57-67.

43. Kurosaka K, Takahashi M, Watanabe N, Kobayashi Y. Silent cleanup of very early apoptotic cells by macrophages (Limpeza silenciosa de células apoptóticas muito precoces por macrófagos). The Journal of Immunology. 2003 Nov 1;171(9):4672-9.

44. Ye JJ, Cao J. MicroRNAs in colorectal cancer as markers and targets: Avanços recentes. Revista mundial de gastroenterologia: WJG. 2014 Abr 4;20(15):4288.

45. Peng X, Vaishnav A, Murillo G, Alimirah F, Torres KE, Mehta RG. Protection against cellular stress by 25-hydroxyvitamin D3 in breast epithelial cells. Journal of cellular biochemistry. 2010 Aug 15;110(6):1324-33.

46. Khan N, Bharali DJ, Adhami VM, Siddiqui IA, Cui H, Shabana SM, Mousa SA, Mukhtar H. A administração oral do polifenol do chá verde EGCG nano formulado à base de quitosano natural inibe eficazmente o crescimento das células do cancro da próstata num modelo de xenoenxerto. Carcinogénese. 2014 Feb 1;35(2):415-23.

47. Almouazen E, Bourgeois S, Jordheim LP, Fessi H, Briançon S. Nanoencapsulação de metabolitos activos da vitamina D 3 para aplicação em quimioterapia: estudo da formulação e avaliação in vitro. Pharmaceutical research. 2013 Abr;30:1137-46.

48. Steward WP, Brown K. Cancer chemoprevention: a rapidly evolving field. British journal of cancer. 2013 Jul;109(1):1-7.

49. Sonalee Shah SS, Manpreet Kaur MK. Biomarcadores e quimiopreventivos na carcinogénese oral e sua prevenção.

50. Meyskens Jr FL. Biomarker intermediate endpoints and cancer prevention. Jornal do Instituto Nacional do Cancro. Monographs. 1992 Jan 1(13):177-81.

51. Kerr JF, Winterford CM, Harmon BV. Apoptose. Its significance in cancer and cancer therapy. Cancer. 1994 Abr 15;73(8):2013-26.

52. Schwartz JL. A inibição da carcinogénese oral através da indução da morte celular programada. Cancer Res. 1996;35:631.

53. Hockenbery DM, Oltvai ZN, Yin XM, Milliman CL, Korsmeyer SJ. Bcl-2 funciona numa via antioxidante para prevenir a apoptose. Cell. 1993 Oct 22;75(2):241-51.

54. Shin DM, Hittelman WN, Hong WK. Biomarcadores na tumorigénese do trato aerodigestivo superior: uma revisão. Cancer epidemiology, biomarkers & prevention: a

publication of the American Association for Cancer Research, cosponsored by the American Society of Preventive Oncology. 1994 Dec 1;3(8):697-709.

55. Chhaparwal Y, Pai K, Vineetha R. Chemoprevention of oral cancer (Prevenção química do cancro oral). Jornal da Academia Indiana de Medicina Oral e Radiologia. 2012;24(1):39.

56. Klaassen I, Braakhuis BJ. Atividade anticancerígena e mecanismo de ação dos retinóides no cancro da boca e da faringe. Oral oncology. 2002 Sep 1;38(6):532-42.

57. Murr G, Kostelić F, Donkić-Pavicić I, Grdinić B, Subić N. Comparação do nível sérico de vitamina A no sangue em pacientes com câncer de cabeça e pescoço e pessoas saudáveis. Hno. 1988 Sep 1;36(9):359-62.

58. De Vries N, Snow GB. Relações entre os níveis séricos de vitaminas A e E e de beta-caroteno em doentes com cancro da cabeça e do pescoço com e sem segundos tumores primários. European Archives of Oto-Rhino-Laryngology. 1990 Sep;247:368-70

59. Hong WK, Endicott J, Itri LM, Doos W, Batsakis JG, Bell R, Fofonoff S, Byers R, Atkinson EN, Vaughan C, Toth BB. Ácido 13-cis-retinóico no tratamento da leucoplasia oral. New England Journal of Medicine. 1986 Dec 11;315(24):1501-5.

60. Lippman SM, Batsakis JG, Toth BB, Weber RS, Lee JJ, Martin JW, Hays GL, Goepfert H, Hong WK. Comparison of low-dose isotretinoin with beta carotene to prevent oral carcinogenesis. New England Journal of Medicine. 1993 Jan 7;328(1):15-20.

61. Bolla M, Lefur R, Van JT, Domenge C, Badet JM, Koskas Y, Laplanche A. Prevention of second primary tumours with etretinate in squamous cell carcinoma of the oral cavity and oropharynx. Resultados de um estudo multicêntrico aleatório em dupla ocultação. Jornal Europeu do Cancro. 1994 Jan 1;30(6):767-72.

62. Chowdhury A, Sarkar J, Chakraborti T, Pramanik PK, Chakraborti S. Protective role of epigallocatechin-3-gallate in health and disease: a perspective. Biomedicine & Pharmacotherapy. 2016 Mar 1;78:50-9.

63. Madiyal A, Ajila V, Babu SG, Hedge S, Keshavaiah H. O papel dos fitoquímicos nas doenças orais potencialmente malignas: A review. Jornal de Saúde e Ciências Aliadas NU. 2014 Dec;4(04):120-5.

64. Garewal HS, Meyskens Jr FL, Killen D, Reeves D, Kiersch TA, Elletson H, Strosberg A, King D, Steinbronn K. Response of oral leukoplakia to beta-carotene. Jornal de oncologia clínica. 1990 Oct;8(10):1715-20.

65. Toma S, Benso S, Albanese E, Palumbo R, Cantoni E, Nicolò G, Mangiante P. Treatment of oral leukoplakia with beta-carotene. Oncology. 1992 Jun 26;49(2):77-81.

66. Sankaranarayanan R, Mathew B, Varghese C, Sudhakaran PR, Menon V, Jayadeep A, Nair MK, Mathews C, Mahalingam TR, Balaram P, Nair PP. Chemoprevention of oral leukoplakia with vitamin A and beta carotene: an assessment. Oral oncology. 1997 Jul 1;33(4):231-6.

67. Liede K, Hietanen J, Saxen L, Haukka J, Timonen T, Hayrinen-Immonen R, Heinonen OP. Long-term supplementation with alpha-tocopherol and beta-carotene and prevalence of oral mucosal lesions in smokers. Oral diseases. 1998 Jun;4(2):78-83.

68. Garewal HS, Katz RV, Meyskens F, Pitcock J, Morse D, Friedman S, Peng Y, Pendrys DG, Mayne S, Alberts D, Kiersch T. O β-caroteno produz remissões sustentadas em doentes com leucoplasia oral: resultados de um ensaio prospetivo multicêntrico. Archives of otolaryngology-head & neck surgery. 1999 Dec 1;125(12):1305-10.

69. Nagao T, Warnakulasuriya S, Nakamura T, Kato S, Yamamoto K, Fukano H, Suzuki K, Shimozato K, Hashimoto S. Treatment of oral leukoplakia with a low-dose of beta-carotene and vitamin C supplements: Um ensaio aleatório controlado. Revista Internacional de Cancro. 2015 Apr;136(7):1708-17.

70. Gupta S, Jawanda MK, Arora V, Mehta N, Yadav V. O papel do licopeno na prevenção de doenças orais como um auxiliar de tratamento não cirúrgico. Revista internacional de medicina preventiva. 2015 Jan 1;6(1):70.

71. Shi J, Maguer ML. Lycopene in tomatoes: chemical and physical properties affected by food processing. Critical reviews in food science and nutrition. 2000 Jan 1;40(1):1-42.

72. Kanagaraj P, Vijayababu MR, Ravisankar B, Anbalagan J, Aruldhas MM, Arunakaran J. Effect of lycopene on insulin-like growth fator-I, IGF binding protein-3 and IGF type-I recetor in prostate cancer cells. Journal of cancer research and clinical oncology. 2007 Jun;133:351-9.

73. Hari S, Vasudevan V, Kasibhotla S, Reddy D, Venkatappa M, Devaiah D. Anti-inflammatory dietary supplements in the chemoprevention of oral cancer. Cancer Res Front. 2016 Sep;2(3):380-95.

74. Goo YA, Li Z, Pajkovic N, Shaffer S, Taylor G, Chen J, Campbell D, Arnstein L, Goodlett DR, van Breemen RB. Investigação sistemática dos efeitos do licopeno nas células LNCaP através da utilização de um novo software de análise proteómica em grande escala. PROTEOMICS-Clinical Applications. 2007 maio;1(5):513-23.

75. Zakrzewska JM. Licopeno oral - um tratamento eficaz para a leucoplasia oral? Odontologia baseada em evidências. 2005 Mar;6(1):17-8.

76. Cheng HC, Chien H, Liao CH, Yang YY, Huang SY. Os carotenóides suprimem a expressão do antigénio nuclear das células em proliferação e da ciclina D1 em modelos carcinogénicos orais. The Journal of nutritional biochemistry. 2007 Oct 1;18(10):667-75.

77. El-Rouby DH. Avaliação histológica e imunohistoquímica do papel quimiopreventivo do licopeno na carcinogénese da língua induzida por 4-nitroquinolina-1-óxido. Arquivos de Biologia Oral. 2011 Jul 1;56(7):664-71.

78. Saawarn N, Shashikanth MC, Saawarn S, Jirge V, Chaitanya NC, Pinakapani R. Lycopene in the management of oral lichen planus: a placebo-controlled study. Jornal Indiano de Investigação Dentária. 2011 Sep 1;22(5):639-43.

79. Karemore TV, Motwani M. Avaliação do efeito do novo antioxidante licopeno no tratamento da fibrose submucosa oral. Jornal Indiano de Investigação Dentária. 2012 Jul 1;23(4):524-8.

80. Ding Y, Yao H, Yao Y, Yenwong Fai L, Zhang Z. Proteção dos polifenóis da dieta contra o cancro oral. Nutrientes. 2013 Jun 14;5(6):2173-91.

81. Shah PH, Venkatesh R. Curcumin: Uma especiaria mágica para doenças orais potencialmente malignas. Int J Phytother. 2015;5:44-7.

82. Boyanapalli SS, Kong AN. "Curcumin, the king of spices": mecanismos de regulação epigenética na prevenção do cancro, doenças neurológicas e inflamatórias. Relatórios actuais de farmacologia. 2015 Abr;1:129-39.

83. Vallianou NG, Evangelopoulos A, Schizas N, Kazazis C. Potenciais propriedades anticancerígenas e mecanismos de ação da curcumina. Anticancer research. 2015 Feb 1;35(2):645-51.

84. Rai B, Kaur J, Jacobs R, Singh J. Possible action mechanism for curcumin in pre-cancerous lesions based on serum and salivary markers of oxidative stress. Journal of oral science. 2010;52(2):251-6.

85. Zhang SS, Gong ZJ, Li WH, Wang X, Ling TY. Efeito antifibrótico da curcumina em miofibroblastos induzidos por TGF-β1 da mucosa oral humana. Jornal do Pacífico Asiático de Prevenção do Cancro. 2012;13(1):289-94.

86. Chainani-Wu N, Madden E, Lozada-Nur F, Silverman Jr S. High-dose curcuminoids are efficacious in the reduction in symptoms and signs of oral lichen planus. Jornal da Academia Americana de Dermatologia. 2012 May 1;66(5):752-60.

87. Singh V, Pal M, Gupta S, Tiwari SK, Malkunje L, Das S. Curcuma - Uma nova opção de tratamento para o líquen plano: Um estudo piloto. Revista nacional de cirurgia maxilofacial. 2013 Jul 1;4(2):198-201.

88. Agarwal N, Singh D, Sinha A, Srivastava S, Prasad RK, Singh G. Avaliação da eficácia da curcuma no tratamento da fibrose submucosa oral. Jornal da Academia Indiana de Medicina Oral e Radiologia. 2014 Jul 1;26(3):260-3.

89. Chowdhury A, Sarkar J, Chakraborti T, Pramanik PK, Chakraborti S. Protective role of epigallocatechin-3-gallate in health and disease: a perspective. Biomedicine & Pharmacotherapy. 2016 Mar 1;78:50-9.

90. Tsao AS, Liu D, Martin J, Tang XM, Lee JJ, El-Naggar AK, Wistuba I, Culotta KS, Mao L, Gillenwater A, Sagesaka YM. Ensaio de fase II aleatório, controlado por placebo, do extrato de chá verde em pacientes com lesões orais pré-malignas de alto risco. Investigação sobre a prevenção do cancro. 2009 Nov 1;2(11):931-41.

91. Ziech D, Anestopoulos I, Hanafi R, Voulgaridou GP, Franco R, Georgakilas AG, Pappa A, Panayiotidis MI. Pleiotrophic effects of natural products in ROS-induced carcinogenesis: The role of plant-derived natural products in oral cancer chemoprevention. Cancer Letters. 2012 Dec 31;327(1-2):16-25.

92. Samadi AK, Bilsland A, Georgakilas AG, Amedei A, Amin A, Bishayee A, Azmi AS, Lokeshwar BL, Grue B, Panis C, Boosani CS. Uma abordagem multi-direcionada para suprimir a inflamação promotora de tumores. InSeminars in cancer biology 2015 Dec 1 (Vol. 35, pp. S151-S184). Imprensa académica.

93. Ramshankar V, Krishnamurthy A. Chemoprevention of oral cancer: A experiência do chá verde. Jornal de ciências naturais, biologia e medicina. 2014 Jan;5(1):3.

94. Chen PN, Chu SC, Kuo WH, Chou MY, Lin JK, Hsieh YS. O galato de epigalocatequina-3 inibe a invasão, a transição epitelial-mesenquimal e o crescimento tumoral em células de cancro oral. Jornal de química agrícola e alimentar. 2011 Apr 27;59(8):3836-44.

95. Srinivasan P, Suchalatha S, Babu PV, Devi RS, Narayan S, Sabitha KE, Devi CS. Modulação quimiopreventiva e terapêutica dos polifenóis do chá verde nas enzimas metabolizadoras de drogas no cancro oral induzido pelo óxido de 4-Nitroquinolina 1. Interações químico-biológicas. 2008 Abr 15;172(3):224-34.

96. Bishayee A. Prevenção e tratamento do cancro com resveratrol: dos estudos com roedores aos ensaios clínicos. Investigação sobre a prevenção do cancro. 2009 maio 1;2(5):409-18.

97. Shrotriya S, Agarwal R, Sclafani RA. A perspective on chemoprevention by resveratrol in head and neck squamous cell carcinoma. Bases Biológicas do Cancro Induzido pelo Álcool. 2015:333-48.

98. Yu XD, Yang JL, Zhang WL, Liu DX. O resveratrol inibe o carcinoma espinocelular oral através da indução da apoptose e da paragem do ciclo celular na fase G2/M. Tumor Biology. 2016 Mar;37:2871-7.

99. Zlotogorski A, Dayan A, Dayan D, Chaushu G, Salo T, Vered M. Nutraceuticals as new treatment approaches for oral cancer: II. Extractos de chá verde e resveratrol. Oral oncology. 2013 Jun 1;49(6):502-6.

100. Choi YJ, Yang KM, Kim SD, Yoo YH, Lee SW, Seo SY, Suh H, Yee ST, Jeong MH, Jo WS. O análogo do resveratrol HS-1793 induz a modulação de células T derivadas de tumores. Medicina experimental e terapêutica. 2012 Abr 1;3(4):592-8.

101. Nabavi SF, Bilotto S, Russo GL, Orhan IE, Habtemariam S, Daglia M, Devi KP, Loizzo MR, Tundis R, Nabavi SM. Omega-3 polyunsaturated fatty acids and cancer: lessons learned from clinical trials. Cancer and Metastasis Reviews. 2015 Sep;34:359-80.

102. Butt AJ, Roberts CG, Seawright AA, Oelrichs PB, MacLeod JK, Liaw TY, Kavallaris M, Somers-Edgar TJ, Lehrbach GM, Watts CK, Sutherland RL. Uma nova toxina vegetal, a persina, com atividade in vivo na glândula mamária, induz apoptose dependente de Bim em células humanas de cancro da mama. Molecular cancer therapeutics. 2006 Sep 1;5(9):2300-9.

103. D'Ambrosio SM, Han C, Pan L, Kinghorn AD, Ding H. Os constituintes alifáticos da acetogenina dos frutos do abacate inibem a proliferação de células humanas do cancro oral, visando a via EGFR/RAS/RAF/MEK/ERK1/2. Biochemical and Biophysical Research Communications. 2011 Jun 10;409(3):465-9.

104. Gama RR, Giovanini A, De Rosa FS, Ogata DC, De Oliveira AL, Costa AF, Talini C, Feniman D, Kamei D, Júnior CF, Coco A. Efeitos quimiopreventivos dos ácidos gordos polinsaturados ómega-3 no processo de carcinogénese do trato aerodigestivo superior induzido pela 4-nitroquinolina-1-óxido em ratinhos Swiss. ecancermedicalscience. 2014;8.

105. Ding H, Casto B, Deng Y, Grill K, Duan W, Zhang N, Cole S, Perle K, Pan X, Kinghorn A. O extrato de abacate inibe a carcinogénese induzida por 7, 12-Dimetilbenz [a] antraceno (DMBA) em bolsas de bochecha de hamster. Med Chem S. 2014;1:2161-0444.

106. Reddy MK, Alexander-Lindo RL, Nair MG. Inibição relativa da peroxidação lipídica, enzimas ciclo-oxigenase e proliferação de células tumorais humanas por corantes alimentares naturais. Jornal de química agrícola e alimentar. 2005 Nov 16;53(23):9268-73.

107. Casto BC, Knobloch TJ, Galioto RL, Yu Z, Accurso BT, Warner BM. Chemoprevention of oral cancer by lyophilized strawberries. Pesquisa anticâncer. 2013 Nov 1;33(11):4757-66.

108. Warner BM, Casto BC, Knobloch TJ, Accurso BT, Weghorst CM. Chemoprevention of oral cancer by topical application of black raspberries on high at-risk mucosa.

Cirurgia oral, medicina oral, patologia oral e radiologia oral. 2014 Dec 1;118(6):674-83.

109. Knobloch TJ, Uhrig LK, Pearl DK, Casto BC, Warner BM, Clinton SK, Sardo-Molmenti CL, Ferguson JM, Daly BT, Riedl K, Schwartz SJ. Supressão de biomarcadores pró-inflamatórios e pró-sobrevivência em pacientes com cancro oral que consomem um trocisco rico em fitoquímicos de framboesa preta. Investigação sobre a prevenção do cancro. 2016 Feb 1;9(2):159-71.

110. Surh YJ. Transcription factors in the cellular signaling network as prime targets of chemopreventive phytochemicals (Factores de transcrição na rede de sinalização celular como alvos principais de fitoquímicos quimiopreventivos). Investigação e tratamento do cancro: jornal oficial da Associação Coreana do Cancro. 2004 Oct;36(5):275.

111. Amin AR, Kucuk O, Khuri FR, Shin DM. Perspectivas para a prevenção do cancro com compostos naturais. Jornal de oncologia clínica. 2009 Jun 6;27(16):2712.

112. Pratheeshkumar P, Sreekala C, Zhang Z, Budhraja A, Ding S, Son YO, Wang X, Hitron A, Hyun-Jung K, Wang L, Lee JC. Prevenção do cancro com produtos naturais promissores: mecanismos de ação e alvos moleculares. Agentes anti-cancerígenos em química medicinal (anteriormente química medicinal atual - agentes anti-cancerígenos). 2012 Dec 1;12(10):1159-84.

113. Shirakami Y, Sakai H, Kubota M, Kochi T, Shimizu M. Dietary phytochemicals as cancer preventive agents: Efficacy and mechanisms. Jornal de Bioanálise e Biomedicina. 2015 Abr 10;7.

114. Maggioni D, Biffi L, Nicolini G, Garavello W. Flavonoids in oral cancer prevention and therapy. Jornal Europeu de Prevenção do Cancro. 2015 Nov 1;24(6):517-28.

115. Myoung H, Hong SP, Yun PY, Lee JH, Kim MJ. Efeito anticancerígeno da genisteína no carcinoma oral de células escamosas no que diz respeito à angiogénese e à invasão in vitro. Ciência do cancro. 2003 Feb;94(2):215-20.

116. Yang Y, Zhou ZT, Ge JP. Efeito da genisteína na carcinogénese oral induzida por DMBA em hamster. Carcinogenesis. 2006 Mar 1;27(3):578-83.

117. Feldman D, Krishnan AV, Swami S, Giovannucci E, Feldman BJ. The role of vitamin D in reducing cancer risk and progression. Nature reviews cancer. 2014 maio;14(5):342-57.

118. Moreno J, Krishnan AV, Swami S, Nonn L, Peehl DM, Feldman D. Regulation of prostaglandin metabolism by calcitriol attenuates growth stimulation in prostate cancer cells. Cancer research. 2005 Sep 1;65(17):7917-25.

119. Bao BY, Yeh SD, Lee YF. A 1α, 25-dihidroxivitamina D 3 inibe a invasão das células do cancro da próstata através da modulação de proteases selectivas. Carcinogenesis. 2005 Jan 1;27(1):32-42.

120. Ben-Shoshan M, Amir S, Dang DT, Dang LH, Weisman Y, Mabjeesh NJ. 1α, 25-dihidroxivitamina D3 (Calcitriol) inibe a via do fator induzível por hipoxia-1/fator de crescimento endotelial vascular em células cancerígenas humanas. Molecular Cancer Therapeutics. 2007 Apr 1;6(4):1433-9.

121. Walsh JE, Clark AM, Day TA, Gillespie MB, Young MR. Utilização do tratamento com α, 25-dihidroxivitamina D3 para estimular a infiltração imunitária no carcinoma de células escamosas da cabeça e do pescoço. Human immunology. 2010 Jul 1;71(7):659-65.

122. Bothwell KD, Shaurova T, Merzianu M, Suresh A, Kuriakose MA, Johnson CS, Hershberger PA, Seshadri M. Impact of short-term 1, 25-dihydroxyvitamin D3 on the chemopreventive efficacy of erlotinib against oral cancer. Investigação sobre a prevenção do cancro. 2015 Sep 1;8(9):765-76.

123. Benner SE, Winn RJ, Lippman SM, Poland J, Hansen KS, Luna MA, Hong WK. Regressão da leucoplasia oral com α-tocoferol: um estudo de quimioprevenção do programa de oncologia clínica da comunidade. JNCI: Jornal do Instituto Nacional do Cancro. 1993 Jan 6;85(1):44-7.

124. Miller III ER, Pastor-Barriuso R, Dalal D, Riemersma RA, Appel LJ, Guallar E. Meta-analysis: high-dosage vitamin E supplementation may increase all-cause mortality. Annals of internal medicine. 2005 Jan 4;142(1):37-46.

125. Plaza SM, ND L. The anticancer effects of vitamin K. Alternative medicine review. 2003;8(3):303-18.

126. Oku N, Shimada K, Itoh H. Ha-ras oncogene product in human oral squamous cell carcinoma. Jornal de Ciências Médicas de Kobe. 1989 Dec 1;35(5-6):277-86.

127. Li N, Sood S, Wang S, Fang M, Wang P, Sun Z, Yang CS, Chen X. Sobreexpressão de 5-lipoxigenase e ciclooxigenase 2 em hamster e cancro oral humano e efeitos quimiopreventivos de zileuton e celecoxib. Clinical cancer research. 2005 Mar 1;11(5):2089-96.

128. Choe MS, Zhang X, Shin HJ, Shin DM, Chen Z. Interação entre o recetor do fator de crescimento epidérmico e as vias mediadas pela ciclo-oxigenase 2 e suas implicações para a quimioprevenção do cancro da cabeça e do pescoço. Molecular Cancer Therapeutics. 2005 Sep 1;4(9):1448-55.

129. Lane DP, Cheok CF, Lain S. Terapia do cancro baseada no p53. Cold Spring Harbor perspectives in biology. 2010 Sep 1;2(9):a00 1222.

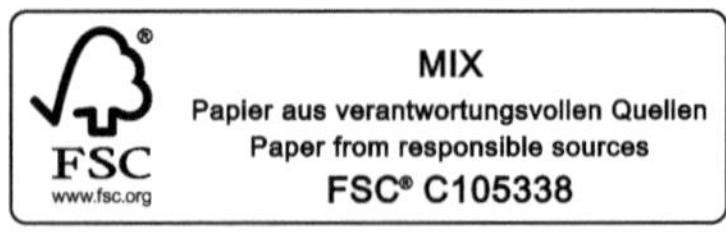

Printed by Books on Demand GmbH, Norderstedt / Germany